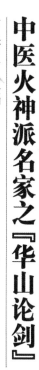

中医火神派名家之『华山论剑』

卢崇汉　主编

刘力红　孙永章　执行主编

扶阳论坛 ⑦

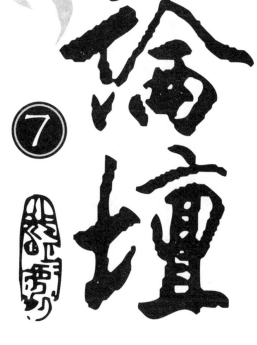

中国中医药出版社

· 北京 ·

图书在版编目（CIP）数据

扶阳论坛 . 7 / 卢崇汉主编 . —北京：中国中医药
出版社，2021.2
ISBN 978-7-5132-6457-0

Ⅰ . ①扶… Ⅱ . ①卢… Ⅲ . ①中国医药学—文集
Ⅳ . ① R2-53

中国版本图书馆 CIP 数据核字（2020）第 186948 号

中国中医药出版社出版
北京经济技术开发区科创十三街 31 号院二区 8 号楼
邮政编码 100176
传真 010-64405721
河北省武强县画业有限责任公司印刷
各地新华书店经销

开本 787×1092 1/16 印张 12.5 字数 201 千字
2021 年 2 月第 1 版 2021 年 2 月第 1 次印刷
书号 ISBN 978 - 7 - 5132 - 6457 - 0

定价 49.00 元
网址 www.cptcm.com

社 长 热 线 010-64405720
购 书 热 线 010-89535836
维 权 打 假 010-64405753

微信服务号 zgzyycbs
微商城网址 https://kdt.im/LIdUGr
官 方 微 博 http://e.weibo.com/cptcm
天猫旗舰店网址 https://zgzyycbs.tmall.com

如有印装质量问题请与本社出版部联系（010-64405510）
版权专有 侵权必究

《扶阳论坛7》编委会

主　编　卢崇汉

执行主编　刘力红　孙永章

编　委　冯学成　田海河　吴雄志　赖一诚　张存悌

　　　　傅文录　杨志敏　王启才　李庭坤　王献民

　　　　闫文静　王延峰

第四届国际扶阳论坛暨第七届扶阳论坛学术委员会

委员会主席　卢崇汉　刘力红

委员会成员　洪　净　冯学成　田海河　吴雄志　赖一诚

　　　　　　　张存悌　傅文录　潘华锋　杨志敏　王启才

　　　　　　　李庭坤　王献民　闫文静　王延峰　黄　道

　　　　　　　潘亚中　季正军　孙　洁

办公室主任　孙永章

扶阳之火，照耀中医师承之路

——我们为什么推出《扶阳论坛》系列图书

　　随着《扶阳讲记》《扶阳论坛》《扶阳论坛2》《扶阳论坛3》《扶阳论坛4》《扶阳论坛5》《扶阳论坛6》系列图书的出版，我们和全国广大中医同仁们一起见证了"扶阳学派"从一枝独秀到百花齐放的全过程。扶阳学派作为中医各家学说中具有独到理论、临床实效的学说，已经受到越来越多中医同仁的关注、喜爱。

　　扶阳学派，也为中医教育和传承开辟了一条新路。传统的师承教育，往往是"手把手""一对一"，一位名老中医，通常只能培育十多位骨干弟子，而没有精力亲自培养上百、上千名嫡传弟子。而扶阳学派则打破传统师承受教范围过窄的流弊，通过"系列图书-年度论坛"的开放方式，让千名、万名医界读者直接受益。特别是近年来每年一度的学术论坛，由扶阳大家亲临论坛，讲解临床体悟，解答听众疑问。卢崇汉、李可、吴荣祖、刘力红、冯世纶、张存悌、倪海厦等中医临床名家汇聚一堂，言传身教，堪称中医师承的年度盛会。

　　《扶阳论坛》系列图书"完全现场实录"的鲜明特色，让无暇参会的广大中医同仁、中医爱好者也能够感受完整真实的"实录现场"。

　　当然，正因为《扶阳论坛》系列图书"完全现场实录"的鲜明特色，书中不可避免地存在表述口语化现象，同时，既然名为"论坛"，也必然存在每个主讲人的观点会引起仁者见仁、智者见智的争鸣。文中涉及肿瘤、癌症等疑难杂症的病例，系演讲者一家之言，文责自负，谨供读者借鉴。我社本着开放、包容的态度来出版这些图书，目的也是为了贯彻"百家争鸣，百花齐放"方针，促进学术的争鸣与发展，倡导"畅所欲言、愈辩愈明"的学术传教新风尚。衷心希望读者提出宝贵意见。

中国中医药出版社

2021年1月

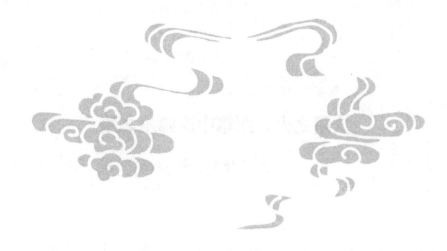

扶阳论坛宗旨

上承经旨　中启百家　下契当代　力倡扶阳

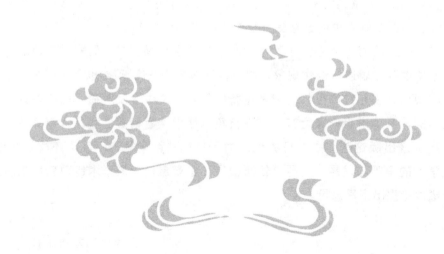

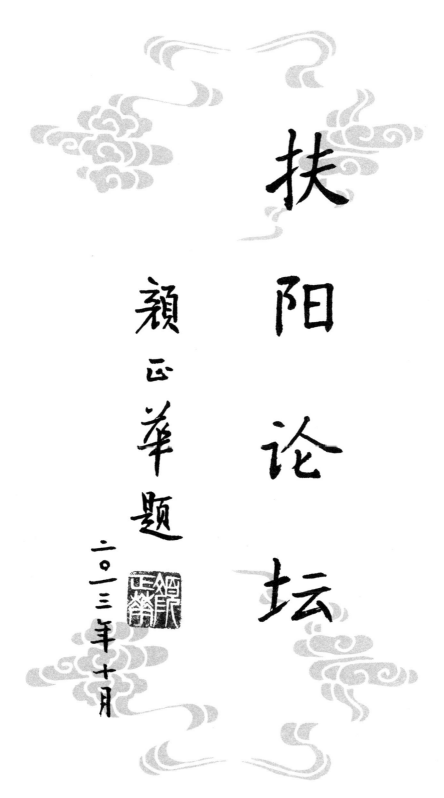

扶阳论坛

颜正华 题

二〇一三年十月

首届国医大师、北京中医药大学颜正华教授为扶阳论坛题词

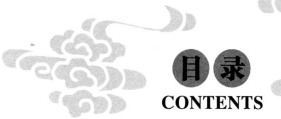

目 录
CONTENTS

开幕式节选

（2015 年 11 月 13 日上午）

孙永章： 各位专家、各位代表，女士们、先生们，大家上午好！

今天我们隆重举行由中华中医药学会、广东省发展中医药事业基金会共同主办，中国药材集团四川江油中坝附子科技发展有限公司、湖南株洲扶阳医疗器械有限公司、广西源安堂肉桂产业有限公司协办，广东永泉医疗科技有限公司、"大健康中国行"组委会、广东省中医院承办的第四届国际扶阳论坛暨第七届扶阳论坛。

这是一次国内外专家总结经验、交流学术、分享成果、寻求发展的盛会，相信本次论坛将对中医扶阳的传承和研讨及对整个中医药学术的促进起到积极的作用。

本次论坛也是在国家中医药管理局和中国科学技术协会的大力支持之下，由卢崇汉、刘力红等多位专家共同发起举办的扶阳论坛。前六届扶阳论坛在行业内外以及国内外引起了强烈的反响，为广大中医药工作者深入学习经典提供了难得的学习机会；同时也为学会打造学术会议精品、提高学术交流效果、增强学术会议吸引力和凝聚力起到了很好的作用。

我们希望通过扶阳论坛的举办，推动中医学术流派的研究与传承，带动整个中医学术的回归与发展。

下面我介绍一下今天前来参加开幕式的相关专家和领导。

扶阳学派第四代传人、扶阳论坛大会主席卢崇汉先生，中华中医药学会副秘书长洪净女士，广州中医药大学副校长潘华锋女士，广西中医药大学教授刘力红先生，美国中医校友研究会主席、北京中医药大学美国校友会会长田海河先生，世界医生总会主席黄道先生，中华运气医学学会会长孙洁女士，台湾医生内地研究中心主任赖一诚先生，以及对本次大会大力支持的三家企业的老总：中国药材集团副总经理杨青山先生、广西源安堂肉桂产业有限公司龙求玉先生、湖南株洲扶阳医疗器械有限公司的领导胡木明先生。让我们以热烈的掌声欢迎各位领导和专家的光临！

大家知道我们已经举办了六届扶阳论坛，这样一个学术论坛的举办，得到了在座很多专家的大力支持，在此我也代表本次大会的主办单位对在座的各位专家表示衷心的感谢。

下面我们邀请本次大会主办单位中华中医药学会洪净副秘书长致开幕辞。大家欢迎！

洪净：尊敬的卢崇汉教授，尊敬的各位领导、各位专家、各位来宾，大家上午好！

今天第四届国际扶阳论坛暨第七届扶阳论坛在美丽的羊城隆重举行，在此我代表中华中医药学会向前来参加本次论坛的各位领导、各位专家、各位来宾表示热烈的欢迎，向长期以来给予我们支持和帮助的各界同仁表示诚挚的谢意，同时也向对本次会议的召开给予大力支持的广东省发展中医药事业基金会、广东永泉医疗科技有限公司等单位表示诚挚的谢意。

众所周知，中国医药学的发展史实际上就是各个学术流派发展的历史，每个医学流派都是在对《黄帝内经》等经典著作和各家学说继承的基础上，通过理论研究和临床经验的总结，各自从不同的角度、不同的方面进行研究和探索，或在理论上进行发挥，或在临床上总结经验，提出新的观点和方法并将其上升为理论，从而形成新的医学流派。这种流派的争鸣与渗透，对医家学术流派的形成起到非常重要的作用，促进了中医学术的发展，使中医理论得以不断完善，临床疗效不断提高。中医各个学术流派，既是中医学重要的学术内涵，也是中医学得以生存和发展的重要因素，更是中医学的特色和优势。

近年来，国家对中医学术流派的研究非常重视，中华中医药学会在国家中医药管理局的支持下，开展了学术流派研究课题，并出版了《争鸣与创新：中医学术流派的研究》。王国强副主任对学术流派的研究也特别重视，他在"第六届著名中医药学家学术传承高层论坛"上指出：要全面系统地整理、发掘、总结各学术流派的学术思想，培养中医学术流派新一代传人。

扶阳学派是中医众多学术流派中的一个，其主张的"阳主阴从"理论突出了其学术特点。中医重阳扶阳的思想源自《周易》及《黄帝内经》，并在张仲景的《伤寒论》中得到了充分的体现。晚清时郑寿全将扶阳思想的来龙去脉以及具体临床应用进行了较为完整的阐述，至此扶阳学派得以形成。其是以注重阳气、善用温药而著称，具有十分鲜明的学术特色。百余年来，代有传人，卢铸之、卢永定、卢崇汉一脉相承，并有"火神派"的美誉，吴佩衡、祝味菊等亦有"吴附子""祝附子"之称，屡起重症沉疴而被世人传诵。近年来，随着扶阳学派的不断发展，涌现出了卢崇汉、刘力红等一大批很有影响力的优秀传人。

本次论坛是中华中医药学会在传承学术流派方面精心筹划的学术活动，是我会力推的学术交流精品工程。扶阳论坛至今已经举办了六届，今年是第七届，并且在内容和形式上都扩大为国际性的学术活动，参加论坛的有来自不同国家和地区的中医同行。希望大家利用这个难得的机会深入研讨、认真学习、广泛交流、共同提高，弘扬和继承扶阳学术思想，推动扶阳理论研究取得新的进步，为促进中医药事业的繁荣发展作出更大的贡献。最后预祝大会圆满成功！谢谢大家！

孙永章： 下面我们有请扶阳学派第四代传人、扶阳论坛大会主席卢崇汉先生讲话，大家鼓掌欢迎！

卢崇汉： 尊敬的洪秘书长，各位嘉宾、各位同仁，大家好！

很高兴和大家相聚在广州共同出席第四届国际扶阳论坛暨第七届扶阳论坛，在此我作为论坛主席对论坛的召开表示热烈的祝贺，对远道而来参会的全体代表示热烈的欢迎！

扶阳论坛创办于 2007 年，经过从南到北、从东到西八年的发展，已经形成了一个影响远播海内外的学术论坛。这次论坛的主题是围绕"扶阳的理念和实践"进行交流和探讨。以坎立极，以深厚的中医药历史文化底蕴为依托，将国内外众多对这一理念的崇尚者和认同者汇聚到一起。在这个国内外中医界瞩目的学术讲坛上，我们可以倾听来自不同地域的业医者的声音，这是中医界的一大奇观，也是中医界的一大幸事。

随着这些年扶阳理念的不断推广，越来越多的业内外人士认识到了扶阳的重要性。然而，我们都深知这一切的来之不易，想要维护扶阳的声誉更加不容易。

扶阳，它不是一棵令商人趋之若鹜的摇钱树，更不是用来忽悠医者、病者以达到个人目的的工具。扶阳，它是一个理念，是一个基于"病在阳者，扶阳抑阴；病在阴者，用阳化阴"的重要理念。这个理念，在钦安卢氏医学两百多年的传承实践当中，经临床反复证明是正确的、有效的。因此，离开了这个理念，任何言行对于今天的这个大好局面都是有害的。

前不久，屠呦呦教授获得了 2015 年诺贝尔医学奖，她赢得了无数国人的赞誉。1972年，屠呦呦带领科研组，经历了5年、190次的失败，终于提取出抗疟效果100%的青蒿素。1992年，针对青蒿素成本高、难以根治疟疾的特点，她又发明了双氢青蒿素。双氢青蒿素对痢疾的疗效，是单纯青蒿素的10倍，所以它应该算是青蒿素的升级版。屠呦呦的创新成果挽救了无数人的生命，所以注定要在人类科学发展史上留下浓墨重彩的一笔，但这是经过40多年默默无闻埋头钻研的结果。屠呦呦教授的成就告诉人们：搞科学研究，必须谢绝一切功利行为和浮躁的倾向！

我再举个例子，在2002年，中国科学院上海有机化学研究所因为在有机分子簇集和自由基化学领域的成果被国际同行评价为里程碑式的工作，获得了已经空缺4年的国家自然科学奖一等奖。这也是经过了20年漫漫岁月的辛勤耕耘，从白发苍苍的老教授到青春焕发的研究生，先后有54位科研人员投身当中，日复一日地做着枯燥的实验，不停地推翻重来，最终获此殊荣。

这些都充分说明了什么呢？任何卓有成效的研究，都是一个日积月累的过程，要耐得住寂寞，只有把追求真理作为研究的动力才会甘之如饴。

学习中医扶阳的理念也应该如此，需要我们有一种沉得下心、耐得住寂寞的意志品格。真正的中医应该是入门难、成才更难，大家一定要有久久为功的准备。

最后，祝本次论坛圆满成功！谢谢大家！

孙永章：谢谢卢崇汉先生语重心长的嘱托，其对当前扶阳的研究、发展提出了自己的认识和看法，对于真正传承扶阳会起到一个很好的指导作用。下面我们请美国中医校友联合会主席、北京中医药大学美国校友会会长田海河博士讲话。

田海河：各位领导，各位嘉宾大家好！非常高兴从遥远的地方回到祖国，看到大家聚在一起。首先我代表美国中医校友联合会3000多名同学，对这次大会的成功召开表示祝福。

扶阳学派在国外也非常受关注，卢崇汉老师、刘力红老师在国外也享有盛名，我们一直在关注学习。所以这次也是非常好的学习机会，同时也可以向大家学习取经。中医学博大精深，历史悠久，不光是中华民族的宝贵遗产，同时也是世界的，也应该造福于世界人民。我们这些人早期到国外去弘扬中医，是因为我们有信念，认为中华文明的瑰宝要为世界医学作出贡献，为世界人民的健康作出贡献。以美国为例，大概有4万名中医针灸师，中国人占 1/10 左右。我们中国 25 所中医院校的校友组成了联合会，一起探讨学术，同时挖掘一些新思想、新思维、新技术。

我们也希望中医在国内发展得很好，包括我们的扶阳学派，同时也需要走出去。怎样走出去呢？我们这些在国外的中医人可以帮助大家了解国外的情况，了解国外需要什么，我们是你们的"先锋队"和"桥头堡"。我今天下午有一个报告与大家分享。在国外的同道帮助国内的同道是发扬中华民族优秀的传统，是我们的责任，其中也包括扶阳流派学术思想的传播。

在这里再次预祝这次大会圆满成功，谢谢大家！

孙永章：谢谢田海河博士从大洋彼岸赶来支持我们这次扶阳论坛，非常感谢！下面请本次大会承办单位广州中医药大学副校长潘华锋女士讲话，大家鼓掌欢迎！

潘华锋：尊敬的洪秘书长、卢教授，各位领导，各位专家，大家上午好！今天很高兴能够见证第四届国际扶阳论坛暨第七届扶阳论坛在广州开幕，在此我代表广州中医药大学对今天论坛的召开表示热烈的祝贺！向各位专家、各位代表表示最热烈的欢迎！

广东是中医药发展的福地。作为广东省唯一一所中医药高等院校，广州中医药大学一直致力于中医药的学术传承和创新。经过近 60 年的建设和发展，广州中医药大学的综合实力已位于全国的前列。我校在两次教育部本科教学评估中都获得了优秀的成果，也是广东省"211 工程"重点建设的高校。在今年广东高水平大学建设进程中，我校是全省唯一一所全部主流学科进入高水平大学重点建设行列的高校。

目前我校汇集了一批国医大师、两院院士、"973"首席科学家以及国家名师等优秀专家。学校还有国家级精品课程、国家级重点实验室等 20 多个教学改革的项目。目前学校有 22 个本科专业、46 个硕士学位授权点、19 个博士学位授权点和 19 个博士后科研流动站，我们博士后科研流动站是全国唯一一个优秀中医博士后科研流动站。目前形成 46 个国家级重点专科专病为代表的专科专病学科群，学校也已为国家培养了 6 万多中医药人才，对于整个中医药事业发展起着积极的作用。

中医药的命脉在临床，底蕴在流派。火神派等不同的中医药学术流派，通过渗透和争鸣支撑起了疗效显著的中医药临床，成为中医药独特的传统文化和学术现象。近年来广州中医药大学大力弘扬学术流派，组建了岭南罗氏妇科、岭南皮肤病以及靳三针流派传承工作室，在国内享有广泛的

扶阳论坛 ⑦

开幕式节选

5

美誉。

　　今年我校又以广东省建设高水平大学为契机，促进了中医药科研和临床的新发展、新跨越。本次论坛是以扶阳学派的研究为中心，涉及扶阳流派与临床经验的总结，以及扶阳流派与临床疾病的研究，还有养生保健等八个方面，这是一个难得的学术碰撞和学术交流机会。我们真诚希望世界各地的流派专家通过探讨和交流，丰富扶阳理论，提升扶阳疗效，深化扶阳机理，促进扶阳创新，共同展现中医药学者开放融合的生动画面，一起书写中医药学术流派发展的崭新篇章。再次期盼各位领导、各位专家对广州中医药大学的发展给予指导和关注。最后预祝我们的论坛取得圆满成功，谢谢大家！

　　孙永章：谢谢潘校长！

　　本次会议得到了美国中医校友联合会、广东省中医药学会、广州中医药大学、广东省中医院、广西中医药大学、广西中医药大学经典中医临床研究所、国家中医药管理局扶阳法学术流派重点研究室、成都卢火神扶阳中医馆、广西扶阳学会等单位大力支持，让我们再次以热烈的掌声向他们表示感谢！

　　会议开幕式到此结束。

略谈当今扶阳存在的若干问题

卢崇汉

（2015 年 11 月 13 日上午）

洪净（中华中医药学会副秘书长）：各位代表大家好！我们本次会议第一场报告将由卢老师来进行。卢老师是成都中医药大学的教授，扶阳学派第四代传人，也是扶阳论坛的大会主席，国家中医药管理局扶阳流派传承工作室及扶阳法学术流派重点研究室的指导老师。卢老师出生于中医世家，幼承庭训，17 岁即悬壶蓉城，19 岁已有医名，在业内有"扶阳学派领军人物"之称。卢老师有很多著作，主要著作有《扶阳讲记》《郑钦安先生学术思想研究》《著名医家卢铸之先生思想研究》《中医的恒动观对中医学重阳思想的影响》等。他今天主讲的题目是"略谈当今扶阳存在的若干问题"，我们以热烈的掌声表示欢迎！

卢崇汉：今天的题目是我多年以来一直都特别想讲的，但在成都的论坛没有讲，在安徽的论坛也没有讲，这次的广州论坛我也还在犹豫。昨天我刚到广州，邓铁涛老先生就约见了我，邓老对每一次的扶阳论坛都很支持，前两次的扶阳论坛他都给我打了电话，他希望我能够在论坛讲一讲目前扶阳存在的问题。这些问题有一些是他直接了解到的，有一些是身边的人告诉他的。昨天刘力红他们都到机场接了我，我本来想把他们一起带去见邓老，但是邓老的子女考虑到邓老年事已高，建议不要见太多人，所以我就一个人和邓老见了面。这次的见面老爷子（邓铁涛老）显得很激动。

为什么要和老爷子见面呢？十年前，大概是 2006 年，也是在广州，邓老希望我在广州讲一讲扶阳，再就是给他们看一些病人，也就是帮忙带带后学。那次看的病人中，有一位我在《扶阳讲记》提到过，就是一例严重的红斑性肢痛症的女孩。这例患者严重到什么程度呢？严重到每天需要通过倒立和泡冰水来缓解疼痛。当时这个病人在广东省中医院已经住了好几个月，采用了诸多办法，但都没有好转。为了这例病人，邓老操了不少心，请了各路高手前来会诊，最后甚至邀请了美国的神经科专家会诊，采取了神经节阻断的方法，但仍然效果不佳。万般无奈，只好采取冬眠疗法。到广东省中医院会诊这个病人是由刘力红陪同前往的，病人是一个十六七岁的女孩，学舞蹈的。当时的天气很暖和，很多人都穿短袖了，而这个女孩还要穿防寒服，不过特别的是上半身穿防寒服，下半身却要吹冷气。由于较长时间用泡冰水的方法来缓解疼痛，所以两条腿已经出现溃烂，局部出现了神经坏死。遇到这样棘手的问题怎么解决？针对这个病的病因、病机，我开出了两个很普通的方子，一个是我们卢氏常用的开中焦的藿香法（广藿香 15g，苍术 15g，法半夏 20g，南山楂 20g，白豆蔻 12g，砂仁 15g，陈皮 15g，白芷 15g，生姜 20g），另一个就是四逆法。

我在开出上述的两张处方时，可以感受到在场医生的一脸茫然，他们确实看不明白，为什么要这样用方？因为那个时候不像现在，扶阳理念还没有深入人心。幸好刘力红对这次会诊做了全程录音，当时我对这个病的治疗谈了一个多小时，《扶阳讲记》中有关这个案例的大部分文字，便来自这次录音的整理。后来这个病人就是吃了我给她开的这两张方子，也就半个月的时间便痊愈出院了。病人痊愈的消息及治疗情况还上了《广州日报》头版。为什么病人能够如此快速地被治愈？这就是因为运用了正确的扶阳方法！其实当时绝大多数在场的医生心里都有疑问，为什么我没有用大剂量的附子？之前请的不少人也用过附子，甚至也都用到 60g，75g，但为什么没有效果？从这个案例中，大家应该能感受到，扶阳并不等于用附子，更不是说不用附子就不能扶阳，关键要看怎么用。而要弄清楚怎么用，那当然首先就要弄清楚扶阳的理。

这件事勾起了我的许多回忆，邓老对此也记得很清楚，所以昨天他见到我的第一句话就是"你终于来了"，握住我的手久久不放。老爷子说："你是火神，火神来了。"

邓老要我讲扶阳的问题，什么问题呢？就是正本清源，他说你一定要正本清源！因为很多有关扶阳的负面消息都传到他老人家的耳中了，造成那么多负面的影响，这个问题该怎么解决呢？所以邓老昨天就嘱咐我，他说一定要让扶阳的理念干干净净，要让扶阳的思想得到正确的传播。那什么是正确的呢？他说你们卢家祖辈传下来的这些东西就是正确的，因为这一两百年来没有出现负面的东西。他希望我讲一讲，要把航向调正过来。老爷子说，现在扶阳的东西遍天下了，有扶阳的汤、扶阳的茶、扶阳的饮料、扶阳的糕点、扶阳的澡盆、扶阳的浴室……都说是扶阳的，真是这样的吗？你们家倡导的扶阳是拿来治病的。

我补充说养生也需要扶阳，但是要在扶阳的理念下进行养生。我在20世纪70年代就提到"养生治病以扶阳为纲，保天下众生长寿健康"。而扶阳到了现在这种状态，已经是一个很麻烦的状态了。有一位经济学家跟我说过这样的问题，他认为在扶阳医学推广的过程中会有很大的商机，而生意人往往看中了这个商机，就会介入。我说为什么生意人要介入呢？他说因为扶阳好，传播扶阳是一个很新鲜的东西，比较好操作。以邓老这样的高龄，百岁老人的思维还这样敏锐，这是我没有见过的。邓老斩钉截铁地说，有些地方该要刹车了！但是他又马上补充道，不是扶阳的理念要刹车，扶阳的理念要宣扬，扶阳的法要宣扬，扶阳的用要宣扬，你们家祖祖辈辈一两百年倡导的扶阳不要毁于这个时代，如果这样就真是中医之不幸了。

当时我问道："邓老，那您老人家对扶阳有什么看法呢？"老爷子说他是搞各家学说的，扶阳的学说应该是其中一家，是有道理的，有道理就要宣扬，有道理就要传承，关键是要把握住怎么样去传承。这样一位百岁高龄的老人还在为中医事业的发展操心，还在关注着中医界方方面面的事情，我们这些晚辈若再不为此尽心尽力，那是说不过去的。所以我也就下定决心，来谈一谈当今扶阳学界所面临的一些问题，有些问题涉及我的家事，是很不愿意谈的。但看到这些不愿谈的问题已经在严重地影响大家的判断，严重地影响着扶阳的见地和方向，万不得已，只能在这里跟大家摆谈摆谈。

有关扶阳，这些年来在业界内外都渐渐成为热门话题，不少学人因为认识到了扶阳的重要性，而使自身的学问及临床疗效获得了长足的进步。当然，也有一些人望文生义，浅尝辄止，以为扶阳就是大剂量用附子，这个危害性相当大。更有一些人把扶阳当成一个很有潜力的商机，这实际上是搞坏了扶阳。最近三年来，我接诊了12例因为大剂量服用附子而致严重肝损伤的患者，这些附子都是所谓的"扶阳派"医生开出的，临床用药没有规矩，没有法度，只是一味滥用，从而造成难以挽回的后果。过去这些年里，我在系列的讲座中都强调过一个问题，通过扶阳的方法我们不只要解决当下的临床问题，更应该解决远期疗效问题。什么叫远期疗效？这个远期有多远？根据我们卢氏的经验，就是五年以上，甚至十年、二十年都还受到这个疗效的影响。说穿了，也就是患者的体质得到根本的改变，具有了自愈的能力，这个才叫扶阳。

现在人们对中医存在不少误解，以为中药没有副作用，这个说法是有问题的。如果中药没有用好，副作用是相当大的，特别是扶阳的药物。我上面提到的"最近三年来，我接诊了12例因为大剂量服用附子而致严重肝损伤的患者"，都是药源性的急性肝功能衰竭，我看了他们服过的部分处方，附子轻的用到30、50g，重的用到100、200、300、500甚至1000g，还有大剂量的细辛，大剂量的生半夏、生南星等。这样用药开始时会有效果，并不是一点效果也没有。那是为什么呢？我曾经在很多场合讲过，由于现在一些医生大量运用苦寒药物，病人的体质已经变得很寒，所以哪怕乱用一点扶阳的药都会有效果，但不要以为有了效果你就是好医生，完全不是这么回事。

有的时候因为扶阳的这码事，我会惊出一身冷汗。扶阳这么火，大家都在用，一定会出问题的！因为这里面的奥妙太多，你看到的短期疗效，并不能说明病人不会出问题。这12例急性肝衰竭或亚急性肝衰竭的病人，据我了解，已经死了9例。全身高度黄疸，完全不能吃东西，腹水、肝坏死、肝萎缩，希望我能把他们救回来。到了这个程度，我也无能为力了。因为是我倡导的扶阳，而这些病人找的都是扶阳派的医生，所以就想在我这里抓到一根救命稻草，但我一看就知道已经没办法了。这恰恰印证了我祖辈的预言：为什么卢门的方子过去从来不外传？为什么卢门的用法过去从来不外传？为什么卢门不收外姓之徒？其实就是为了杜绝这类事情的发生。

回顾过去，从1908年的"扶阳讲坛"，一直到20世纪80年代初，我们讲的主要是扶阳的理念、扶阳的理，最多就讲一讲扶阳的法，不谈具体方药的变化，因为一谈就会出问题，就会有人照葫芦画瓢。所以祖辈给了我告诫，特别是我的父亲，我们过去一直严守家规，包括我对刘力红都从来不提我的父亲。到什么时候我才开始提呢？前年要出卢氏扶阳的系列书籍，要出《卢氏药物配合阐述》《卢氏临证实验录》和《卢氏医学心法》等，不过现在只出了前两册，《卢氏医学心法》我打算暂时不出了。因为出的问题太多，五年以前或者八年以前，还没有听说过这些问题，我总希望能把大家朝着正确的扶阳路子上引，让大家真正去研究如何扶阳。刘力红第一次看到我看病，应该是2005年，我为了不让医者来套我的方，套着了就去乱用，我看了几十个病人都不用附子。不光是刘力红，还包括其他人，只要你想在这方面打主意，只要你在，我开的方就一律不用附子。没有附片是不是就不能治病了呢？这个我以后也会专门讲。现在澳大利亚就禁止用附片，那澳大利亚就不能扶阳了吗？当然能够。

上述这个问题，我在二十多年前就开始思考研究，如果世界上没有了附子我们怎么办？刘力红当时一定觉得很奇怪，慕名而来，专门来看我怎么用附子，可是几十张处方里没有一张用附子。我不知道他当时是什么感觉，是不是觉得我在吹牛。直到现在我还是一样，只要你在那里站着不走，拿着手机在那里照，我的方子里面就不会有附子。其实我这样做不是在保护我，我是在保护他，最后当然是保护病人。以前中医有一个说法："医不三世，不叩其门。"为什么呢？三世就是一百年，三代人都在从医，这一百年里积累了大量的临床经验和教训，最后才能得到升华。我曾经讲过这样的话："一将功成万骨枯，一医成名百骨枯！"这是真的，不是在吓唬大家，庸医杀人不用刀。扶阳的方法为什么一直到郑钦安后才有？以前的医家是不是完全不懂得扶阳，不理解扶阳，不知道扶阳？不是的。我曾反复说过这个问题，不是过去的医家不清楚扶阳的重要性，而是由于没有能够真正迈过扶阳的坎。什么坎呢？就是不造成副作用的这个坎，所以最后都半途而废了。

比如张景岳，他不知道扶阳吗？应该知道，他的《大宝论》写得很好。但他为什么不这样用呢？因为他遇到了麻烦，遇到了上述的坎。扶阳的文章必须要有临床经验的支撑，如果没有临床支撑，就等同于乱说。而现在就有很多人在乱讲扶阳，这是个很可怕的问题，这些问题会给病家留下后遗症，而有些后遗症是致命的。为什么扶阳法的应用会在临床上遇到这些坎？为什么温热药尤其是附子这一类的药不能乱用？要讲清楚来并不容易，得有一个过程。特别是培养一个善用扶阳法的中医，要比培养一般的中医花的时间长，难度也要大很多。为什么难度大呢？因为干扰的因素会很多。现在的教科书，包括众多的参考书籍，都在讲阴阳平衡，都不赞同阳主阴从，就不可能支持扶阳，这就造成了理解和运用的难度。所以要想入门，绝对不是听了几次扶阳的讲座，看了几次扶阳医生开的方，就入门了，不是这么回事。

昨天我跟邓老也谈到了入门的问题。还是十年前的那次会诊，参加会诊的有几位博导，我们就会诊的几个案例进行讨论，为什么之前的那么多治疗没有产生作用？我为什么要这样处方？这样处方的依据是什么？为什么我的处理跟他们之前的思路完全不一样？这对他们震动很大，相比之下，他们认为自己虽然搞了三十多年的中医，但有些方面看来还没入门。而我在成都的情况就没有广州这么好了，在学术上、在关键的问题上，不管对方是谁，我都当仁不让，这也就得罪了许多人。

还有大家都应该熟悉的一个例子，就是一个扶阳"铁粉"A（编者按：因涉及当事人隐私，故采用化名）的案例。这件事也快过去十年了，忘记了那一次是来广州还是去深圳，因为刘力红没有到成都接我，所以A就主动要求陪我去。A可以说是一个扶阳的"铁粉"，我在成都中医药大学做讲座的时候，他专门从外地过来听。《扶阳讲记》出来后，他也读得很起劲。他很想往这条路走，所以也是自己弄药吃，开了大剂量的附子，而且服用的时间也很长。那天也是巧，我们的航班在成都机场延误了3个小时，因为时间充裕，A就提出来请我给他把把脉。当时看上去他是一个身体很棒的小伙子，个子高大魁梧，可是一摸他的脉就感觉有问题，而且问题还很严重。我把摸脉的情况告诉他，他还笑着跟我说，这是不可能的。当时我有些急了，于是严厉地对他说："我认真地跟你讲，你要出大事了！"这个时候他才回过神来，露出惊恐的表情。我当时问他，为什么要长时间大剂量的服用附子？他的回答是想对扶阳有更深入的了解，究竟怎么用扶阳药。我说你错了，你的所用根本不得法。

像A这样的年轻人有很可贵的一面，可贵之处在于他的好学，但又非常可惜，可惜在不识人，跟错了老师。一旦跟错了老师，就把可贵的一面糟蹋了。他跟的这位老师曾经在卢门学过一鳞半爪，学过一些治专病的散手，但一出去就开始说大话了，还写书授徒。学问哪有这样简单，没有沉潜的功夫，不能一门深入，到头来全是皮毛。若还拿着皮毛去居师位，去授人，那结果只能误人误己。那次广东之行后，我们就再没有见面，也没能听取我的意见，也就一年多的时间，便死于亚急性肝坏死。A的这个例子我真的不愿意讲，讲起来痛心，但既然讲出来了，就希望大家能够从中吸取教训。

前两个月，刘力红、赵琳他们到成都，恰恰那天就遇到了一件事，有父子俩来找我，也是吃了大量的附子，照着书上的四逆法吃。娃娃吃得都傻乎乎了，父亲看上去也不正常。我问娃娃的父亲，为什么要这样吃附子？他的回答令我十分惊讶。这是一位干体力活的人，工作辛苦，挣钱不多，于是想到了学医，认为学医挣钱就容易多了，还不用那么辛苦。而且他还看准了扶阳，他说现在扶阳那么吃香，很多搞扶阳的医生也都没有医师资格证，所以他也想挤进这个行业。大家想一想，这不是一个很可怕的现象吗？你不是医家，怎么有资格来大谈扶阳，来大谈扶阳怎么治病，这不是乱弹琴吗？就像你根本就不是一个心血管科的医生，却在大谈搭桥手术。从西医的角度看，这简直就是天方夜谭，完全的不靠谱，可是这些不靠谱的问题就很真切地摆在我们面前，这是很可怕的。

现在来找我的人不少，有一部分是想拜师，有一部分是要合作、要投资。我觉得莫名其妙，为什么要投资，要投什么资？说是给我投资了，就能做大、做强。我说现在这点病人都看不完，都约到明年三四月份的号了，再大了不要把我弄死吗？所以对于这样的要求，我都一一回绝了。结果其中的一个人就转去找我的大哥，我的大哥就是我大伯父卢永定的儿子。卢永定就只有一个儿子，叫卢崇正，卢崇正今年 80 岁，比我整整大十岁。因为我祖父卢铸之定下的规矩，一代只允许一个人从医，而我在很小的时候就被确定是从医的人选，所以大哥尽管是卢永定的儿子，也没能学医。因此，50 年代大哥高中毕业后，就报考了师范学院中文系。大哥的文学功底比我好，诗词歌赋都很不错，书法也相当好。来人看准了卢崇正作为卢永定唯一儿子的身份，以为抓住并利用好了这个难得的身份，便有无限商机。找我大哥游说的这个人，本以为以利相诱便能说动我哥取而代我，帮他出来另起炉灶，主持扶阳的法脉，收拾扶阳的河山。没料到我大哥是何等正派的人，根本不为所动，把来人打发走后，立即给我拨通电话，问我到底是怎么回事。当大哥知道个中缘由后，十分气愤，用很尖锐的文字写了一篇文章来述说钦安卢氏医学传承的来龙去脉。由于大哥当时希望我暂不要说，所以在成都的扶阳论坛我没有讲，安徽的扶阳论坛也没有讲，但今天我觉得是要讲的时候了。特别是邓老的一再叮嘱，这件事情一定要讲，不讲就永远理不清楚了。

上面造访我大哥的这位不速之客，可以说是被我下逐客令赶走的。我前面说过卢门的规矩，即便允许在一旁跟诊，也绝对不许抄方，这跟现在一般的跟诊就等同于抄方完全不一样。为什么不让抄方，原因我前面已经说过，就是害怕照搬照抄地用，一定会出问题。我不止一次地告诫他不要抄方，可是他不听，我就想退而求其次吧，以后把抄的要回来便是。两三年过去了，他抄的东西应该有一厚摞，某一次我认真地跟他说，让他把抄的东西拿回给我，可他却不客气地回答：写是我写的，本子也是我自己的，当然我得带回去！这句话把我彻底地惹火了，从此以后便不再准他来跟诊。就是这样的人，后来又不止一次地去扰我大哥，企图利用我大哥来把我这

略谈当今扶阳存在的若干问题

个钦安卢氏的传人给否了。几个来回之后，我大哥也意识到事态的严重性，觉得有些事情的真相必须赶紧澄清，不能再拖。

为了厘清钦安卢氏医学的传承，我不得不花一些时间向各位报告一下我的家事。

首先谈谈我的父亲，父亲叫卢永华，1909 年出生，5 岁起就上民办私塾，一直上到 15 岁。他们这个私塾的老师都是刘止唐先生的后人，学问功夫都非一般。因此，父亲的学问根基非常深厚，相当于一个秀才了。父亲写得一手好字，《卢氏临证实验录》上影印有他的笔墨，大家可以看一看。父亲少年的时候就开始学医，不到 20 岁就开始看病了，一直持续到中华人民共和国成立前，有 20 多年的临床经验。在父亲的理论及临床都趋于成熟后，便开始动笔撰写卢氏语录。每日上午，父亲随祖父看病并负责书写病例及抄方，下午则独立看病。

祖父卢铸之可以说是当时成都诊金最高的医生，卢家不设药房，只开处方，每位病人的诊费是 4 个银元。以当时的行情来说，一个工薪阶层的职员每个月的月薪是挣不到 4 个银元的。而我父亲在 40 年代中期的诊金已是 2 个银元，因此，用日进斗金来形容卢门一天的收入是毫不为过的。卢门要那么多钱干什么？这些钱完全不是为了拿来自身享用。在我祖父的心目中，他有一个梦想，他要为中医的传承做一件大事，就是要办一所中医大学堂。在这所学堂里，祖父准备从娃娃抓起，用十到十五年的时间，倾其所有，全部的费用（从学费到生活费）都由祖父承担，而且为了使家长放心，还打算按月给每个孩子的家庭支付一笔钱，以便孩子出师后能够自营医业。可以说，祖父的心目中是要不惜一切代价来办成这件事，要为中医，尤其为扶阳这门医学培养一批真正能传承道统的人才。大学堂的地址在 1948 年前后由我祖父亲自勘选，就选在华西医科大学的北面，有 70 亩的面积。不幸的是，由于祖父过分地信任了一对他一手栽培提携起来的夫妇，让他们全权管理这笔巨额资金（总计 140 万银元），而这对夫妇不顾祖父的信任与恩情，竟然将这笔巨款悉数席卷，经由香港逃往了美国。卢铸之先生的中医梦亦就此成为泡影。这是卢门遭遇的一件大事，这是一件我最不愿提起的事，就连刘力红都没有告诉过。因为一提起这件事，就会无比心痛。

卢门遭遇的第二件大事，是在 1949 年成都解放前夕，我们家位于郊外的院子（离城门将近两公里），被抢劫一空。虽未发生人员伤亡，但接连的事故，让卢家变得一贫如洗。

　　谈完了这两件不幸的事，现在还是让我们回到我父亲这里，祖父对我父亲是一个什么样的打算呢？祖父对父亲是有考量、有安排的，他训练父亲写东西，培养父亲的理论水平，其实就是为今后的教学做准备。坦率地说，父亲卢永华真是一位适合办学、讲学的人。我们卢家就是想为中医做一桩这样的大事，用几辈人来做这件事，只可惜没有做成。大约到了1947年，一方面为了更专心地为办学做准备，另一方面也是大伯父卢永定从军归来，可以分担祖父的诊务。1937年抗日战争爆发，大伯父奉祖父命，应征入伍，担任军医。卢永华遵从父命，不再看病。中华人民共和国成立以后，由于各种不得已的原因，祖父立下家规，今后卢门每代只能一人从医，那父亲就更不能看病了。但从今天的眼光来看，无论在理论上还是临床上，他的水平都已经非常高了，祖父曾亲口对我说过，在临证的能力上，永华已经跟他不相上下。

　　几十年下来，卢氏积累了非常厚重和丰富的文字资料，直到1963年，可以说这些文字资料无一不是由我父亲写出来的。但是到了1963年初，情况就有改变了，也许是祖父已经意料到自己将要离开人世，要对出自永华之手的文字重新审视一番，要对这些可能流传下去的文字负责。我还清楚地记得1963年春节团年（春节前后的聚会）的一幕，祖父让父亲把自己原来写好的东西念给他听，听过以后告诉父亲，哪些地方可以，哪些地方需要重新修改。需要修改的地方，祖父会亲自动手，这项工作一直持续到他老人家归天。

　　这些家事听完以后，大家也许就能够理解，卢门的规矩为什么那么严，为什么要不传外姓。一方面是因为受的伤害太深太深，另一方面也是预料到了在这一门上要想深入并不容易，若不能一门深入，浅尝辄止，姜、桂、附不但用不好，而且一定会出大问题。

　　近些年来，有人打着"正宗扶阳医学"的旗号，以"火神"自居，对于扶阳的学问而言，这是一个很可怕、更可能以假乱真搞坏扶阳的人物。当时此人B（编者按：化名B）不过是我们家的一个病人（因为患肾结核来找大伯父卢永定看病），医好了他的病。其不但不思求报恩，反而背着卢家做了很多见不得人的事情，最后是被轰出门去的，怎么现在却来大谈医学，而且还要以正脉自居，天底下怎么会有这样昧良心的事呢？！卢家的东西不外传，怕就怕遇上这一类的人。拿一些皮毛的东西就去收徒、出书，最终都会搞出大问题。我还记得很清楚的另一幕是，当时祖父让我的父亲、大伯父和我一起跪下，带着训斥的口气说："卢家传承的这种医学，出了这么多事，都是外人出的，所以你们今天要发誓，以后不能够外传！"

为什么当年我收刘力红的时候那么纠结？我想大家现在应该明白了，因为他是外姓人。卢门受害于外姓，不只是一朝被蛇咬了。我现在为什么要在这样一个纯学术的论坛上跟大家摆弄这些看似是非的东西？因为像B这样的行径太可怕了，如果大家不明就里，听着郑卢医学的名号就去追寻，那么不但会葬送自己的学术生涯，也会将真正的钦安卢氏医学、真正的扶阳法脉推向深渊。因此，为了大家在扶阳的路上不误入歧途，我必须要提醒大家千万注意。

本来今天要给大家讲一讲桂枝法，很抱歉的是上面的内容占用了不少时间，所以现在只能将桂枝法的来源简单地向各位介绍一下。

桂枝汤大家都很熟悉，是《伤寒论》的第一方，也被誉为"群方之首"。而桂枝法，除了卢门外，好像没有听说过。桂枝法的提出要追溯到1963年，我当时也就16岁，在跟祖父看病的过程中，以及参阅祖父的随师（郑钦安）笔记，发现上千个用桂枝的方里面都有一个基本共性，在这个基本共性的基础上，演变出各种各样的用法。于是我就向祖父提出来：可不可以把这些由桂枝而演变出来的各种方，用一个法统起来呢？听到我的这个建议，祖父很高兴，就把这个任务交给我，让我来构想这个法。于是我就提出了桂枝法！提出的这个法，祖父、大伯父以及父亲都非常认可，桂枝法的基本构架采用了桂枝汤里面的三样药，即桂枝、炙甘草、生姜。三味药既可以单独成方、单独应用，又可以在此基础上延伸出诸多变化，以应对临床各种复杂的病证。桂枝法为什么有这样广阔的作用？其根本就在于它能辛甘化阳、辛温扶阳，从而达成对阳主阴从生命观的扶持。好，今天就讲到这里吧。谢谢大家！

洪净：感谢卢老师给我们做的精彩报告！卢老师通过一些经典案例，告诉我们应该如何正确地理解扶阳的理路，如何正确地使用扶阳的方法，还介绍了卢氏几代人传承扶阳学派的经历，刚才又提到了桂枝法，给了我们很多启示和指导。让我们再次掌声感谢卢老师！

跟师学习钦安卢氏医学的感悟（五）

刘力红

（2015 年 11 月 13 日下午）

主持人：各位代表，大家下午好！今天下午分两节，首先要以热烈的掌声邀请本次论坛的主讲嘉宾刘力红博士。刘力红老师就不用多介绍了，大家都很熟悉他，让我们在此对他表示感谢。

扶阳论坛已经举办了六届，每次论坛会场找得再大也得限制人数，满满的能量让我们感觉到大家对论坛的热爱，我觉得非常欣慰。在举办六届扶阳论坛的过程中非常感动，希望每个人都能随着扶阳论坛一起成长，一起去寻找中华文化之根。刘老师在前几届的论坛当中谈了几个非常重要的问题，就是一些思想和认识，他今天会按照以前的思路，讲讲他跟师的感悟。

刘力红：尊敬的卢师，尊敬的各位领导、各位前辈、各位同仁大家下午好！可以说，上午听了卢师这样一份真诚、恳切、苦口婆心又带着一些无可奈何的心声，我自己百感交集。所以，我提议请大家再一次以热烈的掌声感恩卢师上午的报告。

大家听了上午的报告，可能各自都有不同的感受。于我而言，卢门在解放的前夕发生这两件被洗劫一空的大事，我的内心是万分欣慰的，这也正应了《道德经》的那句名言："天道无亲，常与善人。"这说明了卢门是有德的，上天要用这样特殊的方式来护持这一门，令这一门所传承的学问不至断绝。

卢门发生了如此的不幸，为什么我却当作万幸？这与我们这一代以及上一代的亲身经历有关，经历过自然就知道了。我的祖上曾经也很显赫，曾祖父是左宗棠的部下，但到我爷爷就已经破落了，家里只剩八亩田，所以解放时候的成分是破产地主。但就这个破产地主，我奶奶（爷爷那时已故）也被斗得九死一生。诸位试想，若卢门的财产不被洗劫一空，今天卢门还会有人？恐怕没有了。

中午有一位听课的同仁发了一个短信到我学生那里，希望学生能转告我。短信的内容就是感慨因果不虚，他希望我一定要讲一讲为医的发心，做医生的起心动念，我们为什么要做一个医生。这一点太重要了！卢门能在新旧中国的大转变中平安无事，除了德行深厚，实在没有其他理由。这让我们真切感受到了《大医精诚》中的那一幕："人行阳德，人自报之，人行阴德，鬼神报之。"

今天，我想继续跟各位汇报我以前讲过的主题，就是跟师学习的一些感悟。这次我会谈到钦安卢氏里面大家比较关心的问题。大家今天上午听了师父的报告，甚至有一段是泣不成声的。师父谈到了卢门的规矩，也谈到了当初收我们的纠结和矛盾，甚至可能到今天，还有后悔的地方。去年这一年，承蒙师父的慈悲，还有校长的大力支持，让我暂时脱开南宁的工作，和夫人赵琳一道来到师父身边侍诊。我们是 2006 年拜的师，但很惭愧，我们并没有能够像刘医生那样去随师跟诊，而只是隔三差五地去几天。去年总算是下了狠心，真正地住在成都跟师。这一年耳濡目染，看到了很多大症，看到这些大症如何经历不同阶段，通过师父的精心治疗，如何转危为安，如何化险为夷。自己的感受比以往任何时候都更深刻，提升和收获当然也比以往更大。

大家知道我在前年生了一场大病，去年一年除跟师以外，也在师父那里吃药康复。所以，去年的扶阳论坛我们没有办，这一年也让我有时间去反复地品读历届《扶阳论坛》中师父的相关讲授。尤其是在《扶阳论坛》第 2、4、5、6 册中，卢师实际上已经把能讲的都讲了，我觉得已经讲到这个层面，真的是对得起大家了。剩下的就是我们怎样好好去消化的问题，真是这样的。在这之前，自己也认为好像懂了，我也在给学生上课，也在夸夸其谈，但是经过这次反复品读，发现自己在很多问题上根本还没有弄懂。

所以，今天透过我的分享，希望大家能够真正重视这个问题，不是说我们参加了一次扶阳论坛，又盼着下一期讲新的东西，从理上来说，这已经不需要了。需要的是我们怎样温故而知新，怎样把历届扶阳论坛的东西反复咀嚼，从这里面去得到新知，形成定解。因为在理上我们可能还远远没有通达。卢师今天上午谈到《卢氏临证实验录》和《卢氏药物配合阐述》是由太师爷卢铸之亲自审定的，可以说是他老人家最后的教言和嘱托。而在开篇就提到了理的重要性："医必先明理路，而后可言方药。"最近几个月来，为了准备这次的扶阳论坛，我又重温了铸之先生的相关论述，为什么要先明理路？因为理为气之主。而乾者理也，坤者气也。如果理上没弄明白，这个时候去使气，或者说去用气，那气是无所本的，是乱的，气也没有办法按照我们的意图去发挥作用。所以要将明理提到这样的高度。气有理则有源头，就有所本，没有理就不顺了。今天我们的扶阳论坛已经办到第七届，是该大家回顾、总结的时候了。是真正应该温故知新，把理弄明白、弄透的时候了。这样我们的用就有所本，就不会发生今天师父讲的这些案例，就不会有那12个悲剧的发生。

我今天想谈的有三四个问题。我们翻开《扶阳论坛》，从第一届到这次拿到的第六届，包括了扶阳方方面面的内容，但有关扶阳的最关键的问题是什么呢？有关这个问题，卢师在第六届扶阳论坛上，在原有基础上做了更深入的阐述。从哲学的角度，从槐轩学派（刘止唐先生创）的角度，进一步阐明了这个卢门至关重要的问题："人身立命在于以火立极，治病立法在于以火消阴，病在阳者扶阳抑阴，病在阴者用阳化阴。"过去我们也在讲立极，太阳系里一切都是围绕着太阳进行的，从一天的变化，太阳的东升西降，到四时的变化。我们说了这么多，但是在我们内心有没有真实的感受呢？我们有可能是"理"解了，头脑上好像清楚明白，看上去没问题，但是内心是不是真就踏实了呢？未必。生命为什么要以火立极，这个问题含不含糊？因为这可是钦安卢氏的命脉，如果阳主阴从这个问题不踏实的话，我们怎么用药，怎么用附子？即便用了，也是不踏实的。我在成都跟诊的这一年，丝毫没有感受到师父把方子开出去后，内心会有不安和不踏实。这其实就是来自对上述问题的定见。郑钦安先生在《医理真传》的开篇讲述了"乾坤大旨"，而南师怀瑾先生强调儒家的两本重要经典《大学》和《中庸》就是由乾坤开显出来。其中《大学》出自乾道，《中庸》出自坤道。

生命立极是钦安卢氏一个很重要的问题，立极也好，阳主阴从也好，其实讲的就是乾道，是《大学》之道。《大学》开首的一段："大学之道在明明德，在亲民，在止于至善。知止而后有定，定而后能静，静而后能安，安而后能虑。物有本末，事有终始，知所先后，则近道矣。"《大学》的这一段在讲一个什么问题呢？在讲先后的问题，在讲次第的问题，把握好了这一点，便能让我们趋近于道。这一点我以为它恰恰也是钦安卢氏医学、扶阳医学的关键之处，或者说是我们学习和领悟钦安卢氏医学一个下手的地方。这个下手处如果没有选准，对于钦安卢氏而言，说得再好也是隔了一层，没有真正的通达。

上述这个先后关乎我们对立极、对阳主阴从的根本理解，我们看刘止唐先生关于乾坤的论述：乾者，性也；坤者，命也。从性命来讲，它是中国文化最核心的问题，我们文化的道统其实也就蕴含在乾坤这两字之中，乾性也，坤命也。从止唐先生的乾坤性命论述，人生立命讲的是什么问题呢？能够立命的又是什么呢？如果我们把立命的问题回到乾坤性命上来，那么它的因果关系就不含糊了，就很清楚了。人生立命在于以火立极，究竟指的是哪个层面呢？若能够将上述的性命乾坤联系起来，性和命是什么关系呢？性者命之根也，性为命的根本。从这个层面来说，从钦安学问的来源（止唐先生）来看，命是立在性上的，它是这样的逻辑关系。因此，立命的问题既有上面的逻辑关系，同时又存在不同的层面，这个不同的层面也就有人身立命和人生立命的区别。当然，这个不同的层面不是我们今天讨论的主题，暂且略过不说。从上述的乾坤性命而言，坤（命）是立在什么上呢？立在乾上的，这与性为命根是一个意思。乾元一气属阳（元阳），而元阳属火，这便造就了立极的条件，也可以这样说，只有在这样的层面我们才有可能来谈论立极的问题。而有关这一点，钦安先生在其《医理真传》的序言里已向大家清楚道明："余不揣鄙陋，以管窥之见，谨将乾坤化育、人身性命立极。"可见，立极是不可脱开乾坤与性命来谈的。

所以，我们应该清楚，以火立极不是在后天五行也就是木、火、土、金、水的层面，它讲求的是圆转（流转），所谓"五行圆转，百病不生"。这个层面是无极可立的，这里只有流变。我自己在这个问题上，其实也有很长一段时间是似是而非的。因为我们习惯了讲阴阳平衡，在《素问》里面，我们同样可以找出"奉阴者寿"，可以找出阴的重要性，所以，也可以说阴主阳从，为什么非要说阳主阴从呢？由于阴阳是相互依从的，五行是相生相克的，我们似乎可以把极立在任何地方，任何地方都可以做主，其他则作为依从。我们有扶阳的法脉，所以也有滋阴的法脉，甚至还有补土的学派。因为阴阳是对待的，相互依存，相互对立，既然是对待的关系，那就是你可以做主，我也可以做主。为什么不行呢？在卢氏这里就是不行！卢师在第二届扶阳论坛里重点强调了这个问题，现在我们习惯讲阴阳平衡，而阴阳平衡只是限于后天的层面。卢门讲的阳主阴从已经不是在后天阴阳对待、五行流转的层面讲主从，这个层面是没法讲主从的。为什么现在主流的中医院校里，很难理解很难接受阳主阴从？其实就是没有分清楚先后天不同的层面。

大家应该注意到一个细节，这个细节就是钦安卢氏讲的是以坎立极，或者用钦安先生的原话："一点真阳含于二阴之中，居于至阴之地，乃人身立命之根，真种子也。"因此，所谓以坎立极，其实是以坎中这一阳（真阳）立极，而这个阳来自乾元一气，是先天乾金所化，是先天层面的东西。

我们再来看看卢师在《扶阳论坛5》里面的讲述，这一届里卢师主要讲了引龙潜海法。在这一法里面重点谈了命门火，在谈到命门火的时候，卢师强调卢氏讲的命门火不是一般意义上的命门火，是先天之先天！所以，作为后天范畴里的先天，也就是我们现在一般意义上的命门火，它是没办法作为人身立命的立极之处。只有先天的先天，这个地方的命门火才能作为立极的根本。因此，卢门讲的以火立极，实际上是以先天立极，而不是以后天立极。这个问题如果我们弄清了，就可以回到止唐先生的原点上来。

这里还有一个很重要的问题，就是君火和相火。过去我在读《医理真传》的时候，对这个问题一直存有困扰，为什么君火在钦安这里反而沦为凡火，相火反倒成真火了？这次才真正搞明白，实际上在钦安卢氏的体系里面，君火之所以为凡火，它是针对后天的五行体系而言，是五行之一的火。而相火则指坎中一阳，来自乾元一气，或者是来自先天乾金的中气，这个火当然就是真火了。中医的很多术语看起来都一样，但在不同的地方、不同的场合出现，却可以表达完全不一样的意思，这一方面需要我们留意。比如同样的二火，要是放在后天五行的层面，那么又必然是以君火为真火，相火为凡火了。

为什么我们讲钦安卢氏的立极问题、主从问题是从乾道来的？这里就凸显了先后的问题，先天为主，后天为从，这应该是定论。所以相火和君火的主从或真凡，其实是以先天为主还是以后天为主的问题。同理，为什么在讲乾坤的时候，也是乾为主，坤为从呢？这也是先后的问题。《周易》里的这段话我们都在反复引用："大哉乾元，万物资始，乃统天；至哉坤元，万物资生，乃顺承天。"一个用了始，一个用了生，一个用了统天，一个用了顺承天，这里就很清楚地界定了先后或主从。这个地方不是对待的关系，而是先后的顺序。

我们只有在这样一个层面，才会理解为什么君火是凡火，相火是真火，为什么相是主，君反而变成从了。《大学》里面讲："知所先后则近道矣。"

先是什么呢？先是根，先是本；后是什么呢？后是梢，后是末。先能够生后，后不能够生先。爹妈可以生出孩子，孩子不能够生出爹妈，他可以养育爹妈，先后是这样的关系。《素问·阴阳应象大论》里面讲"治病必求于本"，我认为如果能够求到先后的层面上，那么将是更根本层面的本。

钦安先生在《医理真传》中讲道："以脏腑分阴阳，论其末也；以一坎卦解之，推其极也。"这其实也是在先后上来讨论这个问题的，先者为本，后者为末，先者为主，后者为从。又言："仲景一生学问，即在先天立极之元阴元阳上探求盈虚消长，揭六经之提纲，判阴阳之界限。"这更是一个明确的先后问题。所以，我们用先后去论阳主阴从，这叫铁板钉钉，没有商量。因为卢师在《扶阳论坛5》里面讲得很清楚，先为阳，后为阴。但如果我们以对待去论主从，那就有商量了，凭什么说阳主阴从呢？确实有点说不过去。

其实，这样一个层面的问题，卢师从《扶阳论坛》1～6都在谈，但是真正理解、领悟却是不容易的。以我自己为例，每次论坛我都要跟大家分享，但是心里面却还有疑，有疑就谈不上真正的心安。心里面不安，附子开出去当然就不踏实了。

现在我给研究生布置的任务中，其中很重要的一项就是好好去看《扶阳论坛》（1～6），反反复复地看，反反复复地琢磨，真正地吃透了，一定会有不一样感受。这是我想分享的第一个问题，就是"立极"的问题，主从的问题，"阳主阴从"的问题，这也是钦安卢氏里面最关键的问题。

第二个要分享的是"中道"从坤出，这也是钦安卢氏医学里很重要的内容。师父在第六届扶阳论坛提到了"黄庭"和"太极在中"的问题，提出了"中"是先天退位之后所待的地方，这便很鲜明地将先天与中联系起来了。钦安先生在《医理真传》中提出："余谓凡治一切阴虚、阳虚，务在中宫上用力。"为什么阴虚、阳虚都要在中宫上用力呢？最近我一直在思考中医的基本精神，中医的基本精神是什么呢？实际上都包含在"中"里面。我们讲的中医，过去就叫医，或者医道，没有"中医"这个称谓。《汉书·艺文志》里的"有病不治，常得中医"并不是作为学科的中医。作为学科意义上的中医，是西学东渐后提出来的，时间并不长。不过这个称谓太妙，可谓歪打正着，正着在了龙睛处。

"中"是中国文化的道统所在，我们之所以叫中国，就是因为道统所系。不是因为我们在世界的中央而叫中国，是因为我们的文化秉持"中道",秉持"中"的精神。有关这一点,《尚书》揭示的圣王的十六字心传可资证明:"人心惟危,道心惟微,惟精惟一,允执厥中。"在《中庸》里,"中"被作为天下之大本,什么叫大本呢?从我们刚刚讲的先后来看,大本可看作是一切之先,由这个一切之先才生出一切来,所以叫它大本,中就是这么一个东西。在中国文化里,它的重要性是无以复加的。

今天不一定有足够时间来展开这个问题,但作为中医人,我们应该明了"中"与"阴阳"的关系。阴阳是我们太熟悉的概念,在中医的体系里,可以说再没有比阴阳更重要的东西了。而阴阳最基本的特质是什么呢?就是它的相对性。有阴就有阳,有上就有下,有高就有低,有太阳就有月亮,有男就有女,有无限的相对性。为什么说"阴阳者数之可十,推之可百,数之可千,推之可万,万之大不可胜数,然其要一也"?这个"一",其实就包含了它的矛盾性。我经常开玩笑说,为什么夫妻都会吵架呢?这就是由阴阳的矛盾性决定的,作为阴阳(夫妇),你想让它不矛盾,这几乎是不可能的。阴阳作为生命的基本构成,具有矛盾的属性;但是生命要想良好地运作,阴阳又必须和合,如果矛盾不能和合,生命根本无法良好的运行。这在《矛盾论》里就称为"对立统一",而此处我们将这样的统一描述成"和合"。对立的东西怎么可能统一?矛盾怎么实现和合?这正是中国文化最了不起的地方,这也就是"中"的作用所在,只有中可以和合。

《伤寒论》58条:"凡病,若发汗、若吐、若下,若亡血,若亡津液,阴阳自和者,必自愈。"不管你是哪个门派,要想治好一个疾病,就必须具备这个条件。那阴阳怎么自和呢?有中就有和。"中"就是这样一个层面的东西,这对于中医来讲,那就太重要了。我们可以这样说,建立(或安立)在"中"上的医称之为"中医",同理,安立在"中"上的国方可谓之为"中国"。其实,不但是国,家也是因"中"方能安立,人更是因"中"才能称其为人。

我们再看看钦安卢氏的见解,为什么要以坎离立极,以坎立极?最后是以坎中一阳立极,因为这都是乾坤的中气,因此,立极立在哪儿啊?最后还是立在中上!也只有中堪立极。这样极就立在根上了,立在本上了,这样才有牢靠可言。为什么说人也是因为中才能够安立呢?人为倮虫,属土,而土恰是中的化显。为什么水火往来能够化生中土?水火往来,也就是坎离往来,凭什么它能化生中土,而金木往来为什么不化生中土?这里面最关键的一点,叫作同气相求,坎离禀赋的都是乾坤的中气,因此,表面上看是水火的往来，而实际上是乾坤中气的往来，中气往来，同气相感，便感出一个中气来，一个中土来。

所以"中"实际上既有先天的"中"，又有后天的"中"，还有后天之后天的"中"。太极在中，应该是从最原始的层面谈中。到了乾坤之中，是相对的先天层面的中。而坎离的中虽然来自先天，但已是后天层面的先天了。再后的才是水火往来所化生的中。"中"虽有不同的层面，而和合阴阳的气却是一致的。有了中便能够协和阴阳，化生阴阳，化生出万物。也只有领悟到这样的层面，一切阴虚、阳虚务要在中宫用力，才方堪成立。在这样的基础上，我们再去谈论黄庭，可能就比较顺畅了。

这里还要再强调一下主从和先后的问题。我们一定要区分开坎水与坎中一阳，它不是一个层面，如果以坎水来立极，这跟其他的温补没什么区别，没有必要再来立一个说法。因为坎水与坎中一阳的关系，其实又是一个先后的问题了，这里实在值得我们去细细品味。因为补坎水就一定要阴阳双补，这就要用附桂八味和右归了。而钦安卢氏最了不起的地方，恰恰在于由后入先。由后入先就进入坎中一阳，进入纯阳，这与明清以来诸家截然不同。也只有到了这个层面，我们才知道什么叫火神，火神的安立是安立在哪里，为什么能够以火消阴，为什么能够用阳化阴。只有到了这个层面才能实现。

我想再谈一谈附子的问题，今天师父讲到附子存在的误区，尤其是"自称扶阳"的这一派误区更大。很多来看病的人，一提起扶阳就兴奋，就说我用了多少四逆汤，附子的量已经用到多少，这不是瞎胡闹吗？为什么要用四逆？附子该用多少才算合适？连这些都没搞清楚，谈什么四逆，谈什么用附子呢？卢氏讲过附子是药中最大一个英雄，这个提法是值得玩味的，这个问题若能够厘清了，恐怕我们就不会有这个胆量去用500g甚至1000g的附子。如果说附子是一个大英雄，是一把很锋利的宝剑，那么它必然是既能活人也能杀人，用好了利大，用不好弊也大。因此，没弄清楚这个利弊就去用它，造成肝衰竭就会是很自然的事了。

我们曾经认为附子能够补先天的真阳，似乎钦安卢氏也都是这么说的，但这个真阳究竟指的是什么？补先天的真阳究竟意味着什么？真阳是不是越补越好？这些地方最宜细辨，不能笼而统之。细绎之，钦安卢氏之学是以坎中一阳来立论，也是以坎中一阳来立极，而这个阳来自乾元一气，或者说乾的中气，是生命的来源。卢师所讲的先天之先天，也就是先天的乾元一气。先天乾元在止唐先生这里称之为性，性非后天之物，所以一切后天的东西都难以作用到这里，用止唐先生的话讲，就是非克己复礼，无以复之。到了先天的层面，也就是道体的层面，即便像附子这样的大英雄，也是难以作用到的。既然附子这样一个后天有形的物质不能直接作用到先天，那为什么钦安卢氏又在反复强调它能够力补先天之阳呢？这恰恰是需要我们参的地方，如果这个地方没有参明，没有参透，就会流弊无穷，就会让现在的人去乱用附子。丹道祖师张三丰在其《道要秘诀歌》里有一句明言："后天窝里先天出。"我认为这句明言耐人寻味，这正是钦安祖师及卢氏所以用附子的妙要所在。

先天立命，后天成形，一旦成形即落后天。人身成形之后，先天立命的东西到哪儿去了呢？仍在这腔子里，只是它隐起来了，它不显了。但仍然是乾分一气，这乾分一气就是纯阳。为什么我们要弄清楚乾分这一气及落入坤宫化而为水之后的差异呢？因为一者为纯，一者为杂。而由钦安发展到卢氏，扶阳的路子愈发纯粹，像姜、桂、附这样的刚烈之气、纯粹之气，就跟乾元一气类同，可以说这些纯粹的阳药跟乾元一气同气，而跟坎水不同气。既然跟立命的真种子同气，那么同气相求，有求自然有应。乾元一气为纯阳，具有火性，火性当然就有温热，温暖的一面。而乾又属金，金本为后天五行的一类，怎么乾元先天之气也有金性呢？这里的金性是讲它的牢固，它的永久性。在钦安卢氏这里，附子很重要的性用是大温坎水，坎水温暖了，与坎中一阳就会形成同气，这样一来，先天的乾分一气或坎中一阳就能在坎水中安然而住。我想，这应该是附子能力补先天之阳的真实意义。如果附子的补能够使坎中一阳由半斤增加到一斤，那我们自然就会去用大量的附子，自然就会从 100g 增加到 200g、300g……我们应该知道这是不可能的，这样用一定会乱套的。

一旦阳气耗损，坎水失去温暖，水变得寒冷了，这时乾元一气就会失去温养。坎水与坎中一阳就会失去同气，失去同气，就会变得水火不相容，就会出现水寒龙飞的现象。卢铸之先生所讲的"附子大温坎水，使春回坎中，飞龙一气回归"，指的就是这层意思。《素问·天元纪大论》里讲"君火以明，相火以位"，附子的辛热主要不是明君火，而是为了温暖相火。相火以位的问题，在《扶阳论坛》第 2、4 册里面都有过讨论，相火之所以能够发挥作用，是因为得其位，得其位则能温之暖之，不得其位则足以乱之害之。附子能够暖相火，但附子也要用得恰如其分，用得得体得位，才能够暖相火。用不得位，亦只能乱相火。四逆法为什么要化裁配伍？就是为了使附子的用能得其位，只有附子在用上能得其位，它才能温暖相火，相火才能得位。乾元一气具金火之性，附子的性与之相同，辛热之所以能够扶阳，就因为它们同气。同气除了在性上的同气，还有位上的同气，附子的运用为什么要强调得位呢？就是要在位上求得同气。相火的本位在下，在少阴，在坎水之中，为什么附子的应用要讲求时机？方的运用要化裁配伍？为什么六经的次第如此重要？为什么不能蛮干？就因为在用位上必须求得同气。我们是在同气相求的层面上去领悟附子的作用，也是在这样的层面去领悟坎中一阳的补益作用。

师父为什么一直强调辨证，辨证实际上就是把握时机，使各得其位，为什么红斑肢痛症患者不直接用附子？因为在第一阶段就直接用附子，就很难得其位，不得其位，附子就难以大温坎水，不能大温坎水，也就发挥不了补益坎中一阳的作用。所以，回过头来，我们还得做基础的功夫，还得熟悉六经辨证，还得观其脉症，知犯何逆，随证治之。

从来祸福相依，利弊相伴，附子也不例外。历代很多医家之所以避附子而不用，其实很重要的一个原因就是为了避其害。对于利的一面不能很好把握，又知道它的害处，就宁可不用了。今天有相当一部分人，在理上没有搞明白，在用上不得其位，临床的疗效自然出不来，最可怕的是不去反思为什么疗效不如意，而将此片面的归结到附子用量不足，并一味地增加附子的用量，从100、200g，到300、400g，甚至更多，这必然会导致用上的偏离越来越远，由此产生的害与弊，便就无法避免了。按钦安先生的说法，熟地滋阴，杀人无算，以此观之，附子又何尝不是呢？！

今天上午师父谈到了一些往事，我自己感到很惭愧，因为我也是其中的一个因素，脱不了干系。这也是我常常为此纠结的地方。中国文化讲究师道尊严，我们经常可以看到这样一副对联："不敬师尊，天诛地灭；误人子弟，男盗女娼。"我们的文化虽然强调尊师重道，但是这个师是不好当的，下联就是对师的警戒，"误人子弟，男盗女娼"。要是你作为师，却不具备师所应有的德行，误导了学人子弟，那你的后人将会非盗即娼，大家想想，真是不寒而栗啊。前些日子，我在一次针对教师的讲座上也谈了对这副对联的感受，我说各位都是老师，老师可不是好当的，老师要获得人家的尊重，连天地都要维护你的尊严。你不尊重老师，你欺辱了老师，那就对不起，天要诛你，地要灭你。但如果作为老师，误了人家的子弟，那后果就更严重了。

所以，各位要好好地想一想，当你要以师自居的时候，要去琢磨一下这副对联，看看自己能否堪当师任？看看给后代的严重影响自己担不担得起？我们讲扶阳的法脉，讲中国文化的道统，都特别强调传承，而形容传承有四个字特别重要，就是"传宗接代"。我对传宗接代的理解，似乎文化层面的意义远远大过我们通常讲的结婚生子的意义。其实，文化道统的传承是更根本层面的传宗接代。什么样的条件才能够传宗呢？"宗"是什么？宗，我们可以讲是道统，另一方面，宗者，中也，宗者，终也。所以，传宗包含了这些层面。对于钦安卢氏这样一个法脉来讲，什么是它的宗，我们能不能明了？明了了这个宗，这个法脉资以立派的东西是什么？宗派其实也就是源流，无源（宗）则无以成流，而无流（派）则源（宗）之意义又无从彰显。如果这些方面的东西在我们内心不是一清二楚，那我们用什么去传宗，用什么去接代呢？所以，扶阳的问题不是不可以讲，大家都可以讲，为什么我每次讲的主题都一样，都是分享跟师的感悟呢？因为不同阶段有不同阶段的感悟，但这些感悟大多都是通过不同形式的跟师获得。感悟当然有深有浅、有对有错，也许涉及宗，也许离宗十万八千里，但由于是分享，大家仅作借鉴即可。倘若以师自居，那结果就完全不一样了，若是见解又不在宗上，这就要误人子弟，这就会男盗女娼。分享是西方世界很喜欢用的一个词，我也很喜欢这个词，就像我最近一直在分享西班牙盲人作曲家华金·罗德里戈（Joaquin Rodrigo）的《阿兰胡诶斯协奏曲》（吉他曲），因为每次听这首曲，内心都很受触动，也是从这首曲里感受到了"扣人心弦"这几个字的真实性。自己喜欢，所以也希望别人喜欢，于是便一次次地转发分享。但在分享的时候，我们必须清楚，很多人根本就不喜欢它。

我们常说："不孝有三，无后为大。"我觉得这句话更重要的指代也是文化传承的层面，为什么过去很多时候是师父找徒弟，而不是徒弟找师父呢？因为师父是明眼人，他能够知道究竟谁堪当接代之任。相较而言，徒弟就要盲目得多，徒弟拜师多半是因师有名声，或者某个因缘的牵扯，而拜的究竟是不是一个能传宗的师，自己是没有能力知道的。师父找到合适的徒弟为的是有后，为的是法脉有传承，而徒弟遇到合适的师父，当然是人生的第一幸事，但这里面更多的还在于责任和使命。从宗上而言，钦安卢氏的这一脉实际已到了存亡危急关头，凡事不能看热闹，热闹的东西注定不会长久。今天扶阳的热闹和乱象相伴而行，我们能不能力挽狂澜，拨乱反正？这既要看大家更要看师父的智慧。扶阳论坛搞到今天，已经是第七届，记得三年前我陪邓老在校园里散步的时候，邓老拉着我的手说："力红，提倡扶阳的事你是始作俑者，今天出现的乱象你是有责任的，你应该出来说话！"其实我何尝没有说话？不但在扶阳论坛上我说了，在其他的很多场合我都尽力说了，但似乎收效甚微。平心而论，对于扶阳的事，尤其对于钦安卢氏这个法脉，从最初跟师的受益，萌生让更多的人受益，让更多的人认识卢师，进而劝请师父出山，走到今天，我已尽了全力。由于智慧所限，中间的波折和弯路也都难以避免。过去这些年来，很多时候我除了劝请，有的时候甚至是逼请，比如《扶阳讲记》的整理出版，比如《卢火神扶阳医学文献菁华集成》卷一、卷二的出版，当然扶阳论坛也不例外。劝请师父出山，以及所干的这一些事情，究竟是干对了还是干错了？我现在很难回答，师父也未对此做过评价。我现在想跟师父和大家说的是，在很多事上我必须交差了，因为内心的承受已经到了极限。我要听从师母的建议，做个听话的徒弟。

各位同仁，扶阳论坛办到今天，如果师父今后还有吩咐，那做弟子的一定会尽力而为，如果师父没有吩咐了，那这就是最后的一届。但是不管怎么样，我希望大家还是要有信心，我们的文化、我们的道统一定会生生不息、绵延不绝。从《中庸》开启的学问传承的两个路径，我们知道其中的一个路径是：自诚明，谓之性。所以，只要我们真正的有一颗诚恳心，我们总有一天会明白，总有一天会感动卢师，会感动这个法脉的传承祖师，更有一天我们可能会真正唤起本自具足的乾元自性，这才是真正归根复命的时刻。

上一次去成都，师父谈起他在1963年的时候，那时候他已经被喻为"小火神"了。1963年时师父多少岁呢？刚刚16岁。有一天他问太师爷（卢铸之），因为太师爷之前常说成名容易成才难。师父就问道："我虽然还没有成才，那我入门了没有？"太师爷的回答是："若到入门，还需20年！"师父自己作为卢门的嫡传，有这样得天独厚的条件，3岁就开始接受祖、父二辈的熏陶，到16岁已经整整12年，可是要真正入门还得20年，而要谈成才，就要40年后看了。以上是太师爷铸之先生去世前就入门和成才的问题与师父的对话，大家可以通过这段对话的内涵来看一看我们的学问如何，处在什么阶段，是入门了，还是在入门之前。如果还没入门，就急着去当师，那一定会有很严重的后果。

今天，利用论坛给我的宝贵时间，向师父、向各位同道汇报学习的心得，袒露内在的心声，如果有什么不当的地方，请求师父和各位同仁海涵，谢谢！

孙永章： 谢谢刘老师的精彩演讲！下午的报告真是非常地精彩，也非常地吸引人，我一直在下面听，感觉到非常触动人心。我们中华中医药学会除了第一届扶阳论坛在广西举办的时候没有参加，从第二届开始就参与合办这样一个大论坛，荣幸的同时，也倍感压力。在后来的六届论坛当中，我们的扶阳论坛在全国可能不是最大的，但是我相信它是最能够撼动人心的。为什么这么说呢？因为我们一直贯穿的灵魂就是由卢崇汉、刘力红老师以及在座的各位专家共同打造的回归中华传统文化沃土这个内涵。

今天的课程，不论是上午的卢崇汉老师的演讲还是下午刘力红老师的演讲，一直在强调一个理念。我们扶阳论坛从开办到现在的七届，一直都在很坚决地反对没有理法地大剂量运用附子。在几届论坛的举办当中，有个别的学员代表偶尔自己在临床上给病人用了100g、200g附子见了一些效果。我经常在网络或者是微信上看到说用了100g附子没事，300g附子没事，我们一直反对这样不讲理法、盲目的、大剂量的使用这些药物。

今天刘力红老师再三的强调一个"理"字，其实我觉得这样一个理，我们是想通过这样的平台，使在座的每一位的参会代表回归到中华民族五千年的传统中来，回归到中华民族五千年看待生命的理当中来。只要有这样的灵魂的存在，我们的论坛就会一届比一届更有吸引力。大家看一下，在这样的会场当中，可以说是鸦雀无声。我相信在座的每位代表参加过很多的会议、论坛、研讨，但是我相信我们这样一个论坛，一直贯彻在一个灵魂当中，是少有的。

今天，我们用一天的时间再三强调这样一个"理"，理明了，理法方药，后面的东西就水到渠成了。所以今天刘老师讲理的概念非常深刻，让我们再次以热烈的掌声感谢刘老师的精彩演讲。

扶阳论坛 ⑦

跟师学习钦安卢氏医学的感悟（五）

中医国际发展的展望

田海河

（2015 年 11 月 13 日下午）

孙永章：按照大会的议程，下面让我们热烈欢迎特别邀请到的来自美国中医校友联合会主席、北京中医药大学美国校友会会长田海河博士做精彩的演讲，大家鼓掌。田海河博士将跟大家分享中医药发展的思考。田海河博士毕业于北京中医药大学，是非常著名的董建华院士的博士研究生，他在海外推广中医多年。我们"一带一路"国家发展战略以及整个中华文化对外的传播，中医应该是排头兵。像田海河老师这样在海外的专家，承担着传播中华文化的重任。大家都很关注中医药在海外的传播，我们海内外的代表对此都是怎样理解的，到底有什么样的规律可循？第四届扶阳论坛就增加了这样的议题。下面，再次以热烈的掌声欢迎田博士！

田海河：谢谢孙主任，谢谢各位，感谢今天上午卢老师和刘老师跟大家做的精彩演讲，使我受益匪浅。我这次给大家汇报的题目就是"中医国际发展的展望"。这次的会议议题是国际扶阳论坛，今天上午我讲了，我们这批人，或者说我们这辈人到海外发展，作为排头兵，响应国家的政策，国家说中医药要走出去，我们提前响应了国家的号召，提前走出去了。在座的一些同仁也想走出去，所以我跟大家介绍一些国外的情况，有助于大家如何更好地、有效地走出去，这是我今天汇报的目的。

关于中医和东方医学，我们知道，中医就是中国的传统医学。但是到了海外后，有一批人对中国文化、中国医学有一种抵触情绪，他们讲中医学不应该叫"中医学"，应该叫"东方医学"，包括了日本、韩国、越南还有其他国家的医学，试图用更改一些名字，偷换一些概念，改变中医的含义。国际上如世界卫生组织（WHO）或其他地方都在针灸学、中医学的命名方面存在纷争。但是作为中医的发源地我们必须坚持我们的理念，在国际上要发出声来倡导真正的中医。

我们讲中医是源于中国、具有中国特色的传统医学，受中国特殊的历史、文化、政治、哲学、宗教等因素的影响发展而来，有其完整的理论体系，看似朴素，但蕴藏着非常丰富的内涵。这是一个伟大的宝库，取之不尽，用之不竭，我们历代一直在研究和发掘。我们中医正式走出国门到现在大概是 40 年的时间，1972 年尼克松总统访华后才把中美关系的大门打开，中医利用这个机会走到美国去，让美国民众了解了中医。但是，那时候我们国家的政策还不是非常开放，所以出去的人毕竟不多，在这期间，其他国家的人利用这种条件和优势，把"中医学"篡改成了"东方医学"，很多组织就是用"针灸"和"东方医学"来命名的。我们试图改变这样东西，但是已成定论，或者基本是约定俗成了，改变起来比较困难，但是我们还是在努力做这个事情。

我们国家的是中医的发源地，中医有几千年的悠久历史，经过历代的发展，名家辈出。新时代的中医融入了西医西药的内容，用科学实践来验证中医。继承和发展中医，这是我们一致倡导的。但是具体怎么发展和继承，一直存在争论，在这里我们就不继续的探讨这个问题。中医的实践在中华人民共和国成立后主要集中在医院里面，现在有自由执业的趋向。在座的各位都了解，20 年前我到美国的时候，在咱们国内几乎没有私人诊所，而现在很多朋友都有自己的诊所，这是一个很大的改变。不管医保管不管，只要医疗技术好，病人都会来。但现在存在这样的事实，不同形式的中西医结合使得现代中医和传统意义上的中医有了不同，现代科技运用得较多，传统的东西有些丢失，也就是有些西化了。坚持比较传统的东西，我认为是一个比较好的方向。我希望把扶阳的学术观点和应用特点传播到海外去，让全世界都更熟悉扶阳的理念。

我们以美国为例来分析一下国际中医的现状。在国际上除中国外，中医已经发展到了很多的国家（据说有 183 个国家或地区），成立了包括世中联（世界中医药学会联合会）、世针联（世界针灸学会联合会）等协会。在美国已经有 25 所中国中医院校的毕业生成立了美国中医校友联合会，人数在 4000～5000 人，占美国中医行医者比重的 10% 左右，另外的 90% 是我们培养出来的洋学生。我们肩负了很重要的责任，我们怎么把握中医的教育方向，直接影响到美国中医以及世界中医的发展问题。所以我们形成一种合力，力图在正确方向的把握上起主导作用，不让其他学派、其他国家的中医来说这是东方医学，这是他们去否定传统中医惯用的方法。我们一直在致力于这个方面的工作。

我们同时也成立了美国和国际中医联合微信群，在微信上交流是个很好手段，有40多个国家的同学一起探讨整个国际中医发展的大问题，这是一个很好的计划。

从一开始，中医传入美国也经过了一个非常坎坷的历程。开始的时候大家很好奇，国外是以针为主，大家了解中医是从了解针灸开始，中药是后期才进入美国的。听到针刺用于麻醉，民众认为针灸很神奇，针灸麻醉后病人感觉不到疼痛可以顺利实施手术，那对于很多慢性疾病尤其是疼痛针灸当然更能起到很好的效果，后来也逐渐越来越多地被证实和了解。美国有50个州，但是每个州的立法情况不一样，在这个州针灸合法并不代表在其他的州可以合法行医。目前已经有45个州和华盛顿特区已经通过了针灸行医立法，但在最早的时候，针灸受到打压，想尝试针灸病人比较多，如果没有立法的话，警察就可以把你抓起来，所以很多前辈因为做针灸被抓到监狱里面去，受尽了磨难。

但现在这个时代已经过去了，经过大家的不懈努力，已经得到大部分州的立法认同，同时公众比较认可、喜爱。实行全国针灸执照考核，建立高等院校，媒体对中医正面推动，很多比较有名的中医媒体都在促进针灸的提升发展，让更多人了解到中医是一个非常好的东西。美国本地人讲的传统医学是他们的西医，其实传统医学应该是指我们传统中医，我们的传统医学对他们来说是一个外来的新生事物。

经过这样漫长的发展过程，终于有了柳暗花明的机遇，但同时也危机四伏，挑战也层出不穷，所以我们半点也不能懈怠。现在在美国行医不是一帆风顺的，我们还在应对困难，进一步推进。国外民众长期受慢性疾病的困扰，西医不能提供有效可靠的方法，他们渴望找到有一种有确实疗效，且没有或只有很少副作用的疗法，中医针灸正是适合这种需求的优选疗法之一。美国讲的"替代疗法"，就是除西医之外的其他医学疗法，补充替代医学疗法很多，但在整个替代医学体系里面中医占了很大的一部分。

很多保险公司在循证医学的基础上开始扩大针灸涵盖，增加支付。我们自己说治疗了多少有效病例，对于奇症、顽症的治疗效果有多么好，但这个都不算数。他们只信经过大量的病例研究后得出一个客观的分析结果，比方说针灸治疗腰痛、膝痛、肩痛、肠胃病，真正的有效率是多少？必须要通过随机双盲对照、病人的感觉进行评分后，才能逐渐扩大对针灸的支付。西医也在逐渐转变观念，起初西医认为中医针灸只是一个雕虫小技，根本不屑一顾，但是看到针灸的疗效后感觉这是一种非常了不起的医学，故而重新审视并接受了针灸，他们通过本人自身尝试后再推荐给他们的病人。现在整体趋势是好的，当然在一些闭塞地区，并不是所有医生都是眼光开放的，故步自封的人也会有。但是在比较大的地方，比方说哈佛大学医学院有几个附属医院，每个医院里面都设有针灸的门诊，邀请当地的针灸医师到他们的医院治疗病人。现在许多顶尖的医学机构如克里夫兰、梅奥都开设了中医针灸专科，配合西医做些针灸治疗。这些都是伟大的进步。

　　总之，这个行业在美国日益受到青睐。如果各位有到国外发展的意愿，现在是走向世界很好的机遇。不光是在美国，在欧洲、澳洲，还有其他的一些东南亚国家都是非常好的。但是在欧洲，前一段时间中医药注册存在问题，中医药企业在欧洲的销售受到很大的挫折。在美国，开始有这种倾向，因为有些中药列入美国食品药品监督管理局（FDA）的黑名单，其中包括附子、半夏、细辛等一些常用的药物。如果我们想进军美国的话，能用一些什么替代药物也能够达到扶阳的效果，而且不被FDA困扰和阻止，这是大家要考虑的。还有一些涉毒药物是有禁止的，虽然有经验的专家说用好了都没问题，但是中药在美国不是药品，属于食品添加剂。你要用中药必须保证公众安全，不能出现任何的意外。如果出现了意外，就会绝对禁止你。所以怎么磨合，怎么说服，怎么让有执照的中药医师正确应用，而不是被误用，是亟待解决的问题。比如说麻黄，中医用其来发汗、平喘，但在国外之前很多人用来减肥，食用过量了有很大的副作用，所以麻黄一下就被禁了。我们都需要知道怎么用其他的药物来替代，包括剂量、炮制方法等。

　　另外，在美国的中医从业人员不能称为医师，本地的西医不想被外来的医学挑战，中医不能被称为医生。但是在不同的州，通过前辈的努力情况不太一样。比如说我所处在的佛州就被叫作"中医医师"，但地位还不是能和西医平起平坐。有的州稍微惨一点，不能直接看病人，必须通过西医出诊后转诊给你，才能看这个病人。但是大部分的州是不需要的，直接由病人预约就可以了。国外的针灸教育比较落后，规模比较小。所谓的落后就是从校舍、藏书、师资、教材等方面，跟国内的大的院校相比规模差得很多，一般规模的就是一二百人，个别规模比较大的学校也就是五六百人。

　　同时，保险支付的范围额度比较低。但是大部分的美国人看病是自费的，自费就必须有效。如果看到了几次没效，病人就不会来了。我们必须达到安全有效，能够让病人心甘情愿自费来让你看病。

另外，还有立法问题。立法规定执业范围，而目前对针灸的定义及其治疗的范围有待进一步加强。目前它还属于替代疗法，进入主流医学的范畴还有一段过程，这都是我们需要努力的。

关于中药的使用情况，美国接受中医是以针灸为先导的，针灸先进入的。所以作为中国的中医师，我们知道中医包括针灸、按摩、推拿、刮痧等很多疗法。针灸和中药是两条腿，光用针灸难以治疗诸多病症，尤其是顽固的病症，没有中药辅助很难达到切实的疗效。国内的中医名师都是开中药处方的大家，虽然针灸的名师也有，但是是少量的。我们知道中药是中医的重要组成部分，下一步的重点推进工作就是让中药在美国被充分接受，争取把中药从食品添加剂里面脱离出来，它有治疗效果，应该能够进行宣传。目前在美国电视上看不到中药治疗某些病症的广告，因为它是食品，所以不能宣传其疗效，可见中药合法化还有很漫长的路要走。

刚才我们讲到的有些人违背了中药理论，乱用中药，FDA 反过责备中药的安全性，很多中药品牌被禁止使用。现在国内中药每年需求大，年产量很多，对产地和质量就有些失控。但是进入美国的要过进口和出口关，出口到美国的质量比国内的质量要好一些，药效、农药和重金属残留控制标准都比国内要好一些，甚至有的同学家里父母生了病会在美国买中药寄回国来用。因为经过了双重的关口，所以这个质量就更有保障。

这个问题不容忽视，滥用中药，使得 FDA 禁止的中药名单在逐步扩大，一些常用的药品被禁止，现在已经有大约五六十味了。如果我们再不采取相应的措施，恐怕几十年后就没有中药可用，没有方子可以开出来。我们面临着严峻的挑战。同时除了 FDA 之外，西药的行业也怕中医药对它的冲击，西药的毒副作用很明显，大家都知道。病人询问中药的时候，他们在起阻挠作用，他们误导民众说中药不安全，毒副作用很大。"中国制造"过去是一个令我们骄傲的名词，现在是一个很坏的代名词，成了质次价廉的代称。我们一定要把这个帽子给摘掉，至少在中药方面，不能有这种影响。像廉价的小商品比如衣服，穿两天就开线这是不行的。如果有一天有人说中国生产的中药中国自己都不用了，要用日本、韩国的中药，那就是大麻烦了，会使得我们失去大量的市场。虽然厂家想扩大生产多挣钱，但是一定要注重质量，这是非常关键的。

下面讲讲其他行业对中医的冲击。针灸被推崇时，其他行业也想跃跃

扶阳论坛 ⑦

中医国际发展的展望

欲试，进来分杯羹。美国的物理治疗师提倡干针，就是注射针里没有药水。他们不是在经络理论的指导下，而是用神经解剖为理论，选用一些激痛点，进行刺激达到止痛效果。他们认为干针不是针灸，这是在混淆概念，借口是干针没有用针灸的理论。他们试图把干针在各个州都通过立法形式使他们合法化。他们没有经过专业的培训，当然效果就不好。有些病人已经试过这种干针了，没有什么效果。其实他们得到的治疗根本就不是针灸，如果放任下去，就会影响到我们针灸在国外的顺利发展，是对我们针灸荣誉的一种侵害。目前美国最新的形势，是和物理治疗师做斗争，保护我们的行业利益，强调正统的针灸是什么样的。如果你想做针灸可以，那就到针灸学校里面至少接受 3000 小时的系统训练后，才可以宣称是被认证的针灸师，才能在临床上治疗病人。

为什么中医有国际需求呢？中医是中国的，中医也是世界的，中医需要走出去。除了我们认同之外，国家的政策也在提升这个问题。"一带一路"也在利用针灸外交。我们用孔子学院进行文化输出的形式遭到了一些挫折和阻挠。我们政府比较明智，利用医学将文化输出到国际上，这是大家是比较认可的。所以国家比较倡导这个东西，正好对中医是一个契机，是我们更好走出去的机会。

尼克松总统访华的时候有这样一个例子，是什么呢？他的一个随行记者阑尾炎术后，我们用针灸止痛获得成功。后来在美国发表了一篇新闻报道，美国的民众才知道针灸可以止痛。美国人才发现原来在世界的另一端还有这样一个治疗的好方法，从此在美国引起了很大的轰动。

中医有很多的优势，但是西方也有他们的传统。例如外国人以吃西餐为主，某些地方有了中餐馆，他们都好奇去吃中餐，都认为中餐都非常好吃，但总体而言在国外吃西餐的人仍比吃中餐的人多很多。因为文化背景不同，他们认为西医是比较值得信赖的医学。但是时间久了以后，他们也会认识到西医的局限性，毒副作用很大。现在有一部分人想要回归自然，绝对不看西医。我曾经有一个病人，80 多岁，他说不管你治好还是治不好，用多长时间治好，我都不看西医，坚信中医针灸。他说一生中他就看两次西医，我问他是哪两次？他说，第一次是我妈妈生我的时候，第二次是我最后闭眼了家人把我送到医院去开死亡证明。所以说在美国有我们的很多铁杆粉丝，有中医针灸的市场和需求。同时也因为中医的疗效非常好，价格非常低廉，于民于国都好。西医有的药非常贵，有一种治疗丙型肝炎的新药，1000美元一片，要吃3个月，如果保险不支付的话，那是非常昂贵的。相对而言我们中药花费价格就低很多了。我们除了开药也做针灸，但手法很不同。在国内如果扎环跳没有跳出来，病人就会认为你是太年轻的小大夫，没有掌握要领，下次就不会找你。美国病人认为无痛针灸是最好的，如果你让他感觉到疼了，下次就不找你了，因为你把我弄痛了不舒服。因为美国的民众从来没接触到针灸，或很少接触到针灸，这样的体质对针灸很敏感，你不需要用特殊的强刺激手法，如很多的美国年轻的学生，刚刚毕业，轻轻地把针扎进去，就会有效果。国内的都是一些老中医才有吸引力，美国病人不是很介意，哪怕是刚毕业都会有人来找你，尤其是在小城镇，没有太多选择呀。所以用针灸的方法，哪怕轻浅的刺激都有效果。不仅针灸是这样，中药也一样，我也有类似的经历。我的导师是董建华，是鼎鼎大名的中医泰斗，我跟他学了很多好的经验和方子。我喜欢看一些疑难病症挑战自己，找机会可以试试本领。但是在国外让病人熬和喝汤药是很困难的，因为他们除了怕痛之外，还怕苦。让他们闻和尝这个味道很痛苦，熬药是受煎熬，所以最好的方法是吃一些中成药。我记得比较清楚，当时有一个病人，我绞尽脑汁给他开了一张好方子，他说不行，发现方子里面有陈皮，医生告诫他说不能吃这个。因为这个病人体质非常敏感，对很多食品都过敏，病人不能吃就起不到治疗作用了。我发现即使用一些小小的中成药后，有一些难治的病人居然也有效果，这是什么道理呢？因为体质的敏感性，即使不用那么大的剂量，那么强的药，照样也有效果，因为他们之前没有服用过中药，体内没有中药的耐受性，发挥作用也容易。所以在美国作中医有这样的优势，没有好好学的人也会有效果。

我们是走出国门的中年的一代，在我们前面还有一辈老先生。他们为中医呐喊，为针灸高呼，付出了很大的代价，甚至还很沉重，包括非法行医被关进监狱。我们这辈人是承前启后、承上启下的，争取为后辈人，包括在座的诸位，为将来在国际上可以发挥更好的作用做铺路石。

另外，我讲讲国际上对中医还有什么需求。从民众来说，中医属于纯自然疗法，顺乎自然，见效快，疗程短。接受中药、针灸治疗以后，一次两次就可以见到效果。价格低廉，对于国家和民众来说都是比较好的。同时安全性高，没有毒性或很少有毒副反应。

刚才讲了国外现状是以针灸为先导，以针带药，能针不药。在美国大部分的州有针灸立法，但是中药没有立法。很多中药是在针灸医师的名目下开中药，有些州对中药没有管理，因为它属于食品添加剂，没有任何执照的人都可以开药铺，做汤饮，没有问题。但是如果出了问题，或者是有人告，就是大问题。所以立法有好处也有坏处。

针灸传到美国40多年了，针灸比较容易被接受。只要让他感觉到不这么疼，他们是可以接受的，但是要说服他吃中药还是有难度的。在美国也有植物草药，但和我们的中药相比，还处于婴幼儿阶段，他们主要是查阅相关的指导书，看到某个病症就对照这个书去买药。其实我们中医学经过几千年的发展，远远超过了这个阶段，我们都是用复方达到最佳的疗效。西医医生认为你做针灸可以，可以赞同，甚或推荐病人给你，但是提到中药，有可能跟西药起潜在的冲突，就建议最好不吃药。这也是我们正在努力和西医沟通的方面。刚才说针灸希望无痛或者少痛，中药能不用就不用，或尽量少用，这是过去的情况和现状。我们在试图改变这种情况，尽力推动大家接受，喜欢中药，多用中药。

国外行医有什么限制呢？必须有执照。除了这些没有立法的州之外，有立法的州情况也比较复杂，行医范畴不同。从国内出去的专家，说治疗某个病症效果很好，一扎针多年的顽疾都除去了。但是你在国内的水平再高，在美国没有行医执照而行医是违法的，做教学示范是可以的，但是如果说在某个诊所里面去帮病人行医就是违法的。同时要有工作许可，在美国如果没有工作许可也是不可以。同时还要过语言关，除了纽约、洛杉矶、旧金山等这些华人比较多的城市，不讲外语没问题。但是在其他地方，不过语言关不行，否则病人说的症状不了解，就不能做出正确的判断。绝不能做本行业规定范围之外的事情，例如很多老师掌握了一些中医绝技，但不是传统中医的范畴，用起来就要格外小心。如果你用特殊的治疗手段来治疗病人，没问题没关系，出了问题就是大问题。前段时间洛杉矶有一位医师给病人进行了一个蜂疗方法，他认为蜂疗也是针刺，但最后他被告上了法庭，经过艰苦卓绝的奋斗，他才被释放了，不然就要关到监狱里面去了。在美国很多治疗方法用起来还是要很谨慎。在国外我们是外乡人，法律在那儿，我们尽量在我们的职业范围之内，少创伤，少痛苦。有一些绝技在国内可以用，在国外还是不能用。通过以后对针灸适用范围的扩大，可能会慢慢放行。

另外是注重病人的隐私，这个也很重要。国外很注重隐私的保护，你不能把病人的姓名、性别放到网上去。现在我们国内也开始注重这方面的问题。美国有严格的隐私保护法，就是说不能在未经授权下把病人的姓名、病情、照片都公布到网上。

中药在美国属于食品添加剂，不可以做治疗宣传。只能说可以帮助、辅助病人提高生活质量，解除某些痛苦，但是你不能说我的药可以降高血压，可以治疗糖尿病。如果这样说就会惹麻烦。中药严禁夹杂西药成分。在中国有一个大的特色，就是中西药合用，就像有的降压药里面夹杂着西药，这个是允许的，是完全可以理解的。但是在国外是完全禁止的，如果是在国外查出后就要被禁止。很多西药属于处方药，即使不是处方药，有西药成分也是禁止的，同时如果携带一些药物过海关的时候也容易出麻烦。

从业界人士方面来谈，在座的专家，如果有人想到国外讲学和行医，美国的洋针灸医师对您有什么期望和要求呢？他们希望您能传授一些简便实用的有效疗法。虽然中国讲"术"和"法""方"相结合，但国外希望针对一些常见病、多发病，很快掌握一些技术能让病人马上就能看到效果，并成为最实用、最受欢迎的方法。在美国，痛症、消化系统疾病、精神障碍、功能性的疾病占得多一些。当然你说可以治疗一些特殊的病，才万分之一的发病率，虽然你是这方面的专家，但是国外这种病见得不多，大家就会认为学起来没有太大的意义，这是给大家一个提示。刚才讲了"道"和"术"兼顾，以"术"为主。如果你很有名，讲了半天都在夸夸其谈，没有实质内容分享，最后他们觉得什么都没学到，他们就会很不高兴。尊重老师，碍于面子这是中国人的传统，如果你说你治疗某个病特别好，有绝招秘方，他们就会问你用的什么秘方，如果你说这是秘方不能透露，他们就可以很不留情面地马上把你轰下去。要么你别说自己有秘方，但你说了有方就必须说出来，藏着掖着是不行的。FDA监管得很严，例如云南白药在国内是国家保护产品，可以不列出都有什么成分，但在美国FDA面前你就必须要公布出来，而且还要全部列出来，不能保留，因为其中的一味药没有公布被查出后，被认为不诚实而遭封杀禁用，教训需要吸取。

我再跟大家做一个比较，国内在诊断方面，中西并重，可以介入很多现代的诊疗方法，以对病人进行合理精确地诊断；但在国外，因为立法诊疗范围的限制，西医诊疗手段不能用，这样逼迫我们必须用纯中医的方法，望闻问切，做出精确的中医诊断。作为针灸师我们没有对西医病症的诊断权利，只能参照西医诊断的结果包括理化影像学检查。在国内我们可以利用任何手段，有什么最新的药和仪器都可以用。在国外，你是中医，你就在法定范围内做你的事情，出了格，越了轨，就会有问题。

今天在座的都是以开药为主，但在国际上是以针为先导，以针来带药。在接受针灸治疗的同时，我们经常说服病人，说中药非常好，对于西药是一个辅助作用，慢慢地就会被接受。在国内，基本上5天是一个疗程，天天来扎，费用比较低。但是在国外，大部分都是自费的病人，刚刚开始一周来2次，就相当不错了。

执业地点方面，在中国以医院为主，在国际上主要以私人诊所为主。个别医院针灸已经进入参与。国内中医院校的规模比较大，往往是综合性的大学，而在国外一般规模都很小，各地为营。没有一个州或者是一个省出资办的公立中医学院，都是私立的小学校。在国外必须完成继续教育学分，否则不会更新你的执照。

误医保险方面，如果在医院里做，医院就会涵盖到你。在国外行医保证安全是第一位的，宁可治疗的病症无效，我们也不想惹麻烦（当然这有明哲保身的成分在里面），如果没有误医保险，有可能你挣了一辈子的钱，成功治疗了很多的病症，但是如果治错了一个，你就很可能会倾家荡产。在国内一般的医保支付针灸没问题，但在国外是自费为主，少量的保险开始支付针灸。在国内针灸科治疗病症可能相对局限，如中风、面瘫、关节炎等比较多一些。在国外针灸是一个新生事物，在试了西医无效之后，这时候针灸就是最后的一根救命稻草了，什么病症都会有机会让你去试一试，甚至在国外没有看过的病例都会来让你试。这样就会开阔我们的眼界，让我们进一步地思考，我们没有学过的东西也要把它搞清楚来治疗，这是对我们的另外一个挑战。同时我们在没有西医手段介入的情况下，用纯中医的手段可能会更好，要求更高。

在国外中医不能运用西医的诊断治疗手段，虽然被限制是一个坏事，但同时它也有一个好处，是迫使我们利用现有的资源尽可能给病人解除痛苦，在治疗方面只能发挥纯中医手段，需要不断学习、提高医技。在国外很多自己开诊所的医生都有很高的学习热情。在国内很多50岁的人都开始考虑退休的问题，在国外很多人觉得50岁还是正当年，甚至我的学生有六七十岁才刚刚加入针灸行业，开始新的学习生涯。记得有一个学生，毕业时已经70多岁了。他说70多岁算什么，我的母亲已经92岁了，我至少还可以干20年。所以喜欢做的就会做，不论年轻年老，心态很重要，这是国内外不同的地方。

在国外，中药的限制比较多，不能过度宣传，可用品种也越来越少，这对我们是一个挑战。今天的大会扶阳是一个主题，用的药稍微有一些猛，照搬到国外可能比较让人担心。怎么让扶阳学派融入国际社会，让更多的人接受，既能够起到很好的效果，又不违背扶阳的宗旨，这是我们要好好思考的。我分析了一下，在座的有三类人：一是专注在国内做，没有出去发展的计划。二是想出去定居执业的人，想到国外去救治病人，做一名国际主义战士，这将是一个非常复杂的过程，包括移民、考执照都是非常大的工程。最后一类人，可能也是在座的占多数，就是短期想出去走走，举办个学术讲座，传授自己的技法、理论学说等，今天的讲座都会对你有不同的帮助。

针灸在国外的应用范围较国内广泛一些，可能手法没太多的用武之地。在国外可以说80%的病人不需要做手法，有一些特殊的病人（10%～20%的人）才有可能需要施展针刺手法。针刺手法的敏感性和耐针性是要考虑的问题，外国人的体质跟我们不一样，虽然他们看起来块头比较大，整天吃牛肉，吃奶酪，但是他们也是非常敏感的，很多外强中干的人。

不同的针灸流派存在纷争，我们中国人认为自己的是最好、最传统的，但是他们不认同。一些人认为日本、韩国的五行针比我们的好。我们不认同，就需要显示我们的效果比他们好。

同时，针灸教育也值得思考。谁来办教育，谁能够主导美国针灸的发展方向，将理念直接贯穿于课程设置中。我们这些人一直力图倡导正统的中医，因为我们都是学院派，都是在正统的医学院毕业的，我们对传统的中医学有独特的热情，所以我们在做这件事情。

另外文化习惯有一些不同，包括西方的阻力，官方FDA的限制，中药质量的担忧。《凤凰周刊》去年也发表了中药毒副作用对人体损害的调查，不光是在国内影响很大，对国外也有很大的影响。我们国内发表一些负面文章的时候，稍微想一下是否应该这样做，该这样写，自己的家丑尽量不外扬，我们自己的问题最好自己解决，最好是把中药好的东西传播出去。

中国是中医的发源地。国内民众崇尚西医，认为西医比我们好。现在以西医为主体的国家和医学体系也渐渐靠拢自然医学，中西医力图想把这些区域的都融入自己的这个体系里面，就需要有沟通，毕竟是两种不同的体系。中西医都是为病人能获取帮助，两者应该取长补短，各尽所能。

在科研方面，我们国内经费投入很大，取得了一些研究成果，但是在国外科研这方面是我们的弱项。大家都忙于诊务，对于科研方面没特别注重，需要一些大专院校科研单位的介入，与国外在科研方面争取能够做一些合作的事情。

上面所说的问题怎么面对呢？我们大家要集思广益，国内外联手共同把中医事业做好。我们共同的目标是把我们整个的中医大业弘扬到世界上去，不光是在美国，而是全世界。中医是中国的，同时也是世界的，我们要造福世界人民。我们在美国是"先锋队"和"桥头堡"，时刻准备帮助大家，帮助中医走向世界，谢谢大家！

孙永章：谢谢田博士非常接地气的介绍。很多没有出过国的同志，通过这样的报告，真正切实地理解了中医药以及针灸在海外的相关情况。我觉得中医药在当前国家的发展当中，迎来了一个大好的发展机遇。十八大五中全会提出了建立"健康中国"的国家战略，下一步我相信中医药会在建设"健康中国"的工作中贡献更多的力量。同时，刚才田海河博士也提到，国家也在非常关注中医药在海外的发展，我们中华中医药学会以前的奖项是仅仅面对国内的，今年经过国家批准，专门设立了一个国际的奖项，也欢迎海外的中医药专家申请这样一个奖。

通过国内国外的努力，我们中医药作为中华民族文化复兴的排头兵，将会发挥越来越大的作用。让我们再次以热烈的掌声感谢田会长的报告。

扶阳论坛 ⑦

中医国际发展的展望

日月之弦　符阳之法——中国古音律的阴阳生命思维

赖一诚

（2015 年 11 月 13 日晚）

孙永章：晚上的大会演讲继续开始，首先让我们先以热烈的掌声欢迎来自台湾的赖一诚先生。我对赖一诚先生的这场报告非常期待，为什么这么说呢？下午刘力红老师提到扶阳论坛的核心就是要明理，那么这个理如何来呢？就是来自我们五千年的中华文化对于生活、自然、疾病的认识。在五四运动的前后 200 年，我们中华文化在西风东渐的形式之下，损失了很多中国自己本民族文化的精髓内容。

所以我觉得我们扶阳论坛另外的任务除了让我们每一位参加扶阳论坛的学员和代表学到真正的中医技艺之外，更重要的一方面就是要明理。通过明白医理而回到中华文化之根上。当前很多学说也好，理论也好，都是在中华文化的断层上去解释、说明、理解，很难从根本上自圆其说，我们扶阳论坛特别希望有这样一个平台把我们中华文化五千年的文化一一贯通。我认为赖一诚先生就是一位把中华文化一一贯通的人物。他对中国古音律体系、对乐器有深入细致的研究。上次我们的扶阳论坛特别邀请赖一诚先生演讲，给我的感受就是两个字——震撼。所以有这样的前因后果，我们这一届的扶阳论坛非常荣幸地邀请到赖一诚先生给我们上一堂传统文化寻根之旅的课，是非常有意义的。通过这样一堂课，可以把大家真正引到寻找中华文化之根的认识上，真正从中华文化之根上去引导扶阳论坛所说的理之所在。

赖一诚先生用中国古音律的体系贯通了中医的《黄帝内经》以及《易经》，包括角徵宫商羽的古音律体系。他最大的研究成就就是他手里这一把在中国已经失传已久的尺八。尺八是一种管乐，今天我们先以一首非常深刻委婉的尺八演奏，作为我们寻找中华千年文明之旅的开始，大家鼓掌欢迎。

赖一诚：大家好，我来自台湾。其实我在 2007 的时候就开始关注扶阳论坛，第一届扶阳论坛就是在 2007 年举办的。我虽在台湾，但每一届的扶阳论坛文章，包括之后出的每一本与扶阳相关的书，我几乎都有买。后来发觉这类书好像越来越多，说明越来越多的人注意到了扶阳。没想到今天我可以在这里做一场演讲，这是我非常大的荣幸，谢谢各位！

这个因缘是起源于孙主任，他觉得我讲的东西非常不错，对我非常爱护、鼓励。这次论坛我写了一些东西，大概有一万多字，是我对扶阳研究做的一个思维记录。

我刚才吹的是钥管，"钥"是竹管的通称，常常被称作"尺八"。尺八之名是以长度来区分的，一尺八寸，简称尺八，是九寸的两倍，如果九寸发出的音高是 DO，一尺八寸它也是 DO，长度一倍，变成八度低音的 DO。而按照相同的原理，把它切成两半，就可以变成高音的 DO。而我吹的这根管实际是 2 尺 4 寸，是六寸管的 4 倍，所有的孔都按，这个音就是 SOL。

古代有一本书叫《黄帝阴符经》，我吹音乐的"音符"，古人就认为是"阴符"。"阴"是阴阳的阴，"符"是这个音符，没有错，但是你会发现古文常常在跟我们开玩笑。比如说《说文解字》说："符，信也，汉制竹管，长六寸，分而相合。"其实这个"信"，跟下午刘力红老师说天命之谓"性"，在古代是同发音，字发音有上平去入音，但是古代没有平去之音，不像我们现在这样发音这么清楚。符，是汉制竹管，是汉代的一根竹管，长度 6 寸，也就是说"符"是汉代的一根 6 寸竹管。所以"符"字怎么去解释呢？跟我们现在的认知不同，是"音符"，不是"符号"。

音符是一种声音的共振，是无形的，之后才慢慢变成可见的符号。这根就是 6 寸管，管能发出音符，所以我认为的《黄帝阴符经》就是《黄帝音符经》，是用"音"符所写的书，开篇言"观天之道，执天之行，尽矣"，内文有"天有五贼，见之者昌"，一般都说五贼就是五行啊，对吗？五行其实只是一种概念，什么叫天有五贼呢？"贼"与"偷"不同，内贼而外偷。外面的人到你家拿东西，你都不知道，这叫作"偷"。而贼就是在你家里面，把你东西拿出去，你也不知道，这叫作"贼"。而当着你的面拿走东西的，这叫作"盗"。你看，古人对于文字的使用是多么精准。天体的运转有一种规律，天地就会有一种"韵律"，这个韵律也就形成了地球的"运气"，万物就在天的韵律和地的运气里面"孕育"。所以，天之韵，地之运，人之孕，韵、运、孕，其音相同，同音有同义，就存在着直接与间接的连结。

任何文明的传承，不外有二，一者文字，二者声音，文字有形音体用。

43

在中国，文字之形编成了训诂书，如《说文解字》；而文字的发音编成了声韵书，如《唐韵》《广韵》。训诂从形，声韵从声，文明演化传承就在此二者之中。中国仓颉造字是用六书造字，象形、指事、会意、形声、转注、假借，在古代都是这么讲的，我们小时候也是这么学习的。但是，当清末甲骨文被发现，这些文字和声音学家他们就发现，中国文字其实不是古代所言之六书造字，几乎中国文字95%都是形声字，所有的文字都有形与音，"以形藏理，以音藏意"，这是中国古代一脉相传的逻辑。

在东汉末年，也差不多是《伤寒论》出现的时候，出现了一位集文字音韵大成的文学家郑玄，编著了《说文解字》，历代的文字学研究就一直没有中断，至清朝达到极盛，那时的专家们还不知道甲骨文，他们都是在一个没有甲骨文的文字世界里面研究的《说文解字》的，这当中也经历了很多的变革。

日月之弦 符阳之法——中国古音律的阴阳生命思维

我们看书的时候都除了要看文字方面的《说文解字》《尔雅》，还必须要看韵书。比如隋朝的陆法言的《切韵》，唐朝叫《唐韵》，宋朝叫《广韵》，其实唐朝的时候还有禅师翻译佛经之后，为佛经所作的参考书，通称叫作《一切皆音义》，其他还有非常多这样的书。老实说，文字声音相对于字形，比较不会因为时代与政治改变而产生太大变化，所以，古人都说文字同音就有同义。

我现在举个时间跟空间的概念，大家知道宇宙就是时间跟空间的代名词，因为《淮南子》讲："上下四方谓之宇，往古来今谓之宙。"宇是讲空间，宙是讲时间，在文字的发音已经确认。宇，读 yu，双唇音。庙宇的宇是 yu，车舆的舆也是 yu，天降甘霖，从天上掉下来就只有一个东西，就是 yu。雨从天上开始落下，表示天的空间变化，就是天的化身。所以，在文字组成里头，雨组成的文字都是与天有连结的。雨从天空降下，雨的状态也很像羽毛，如同雨丝飘落，毛毛细"羽"也是"雨"，我现在讲的话也是"语"，"语"随着空间而变的，如果在真空，甚至是在广阔沙漠，声音没有空间反射，基本上就听不到我的话语。为什么要发明"宇"？其实跟我们人体的构造有关系，中国人为什么没有注意到文字的声韵，我觉得有历史上错误的转折。

我在台湾专门教《黄帝内经》，但是不能跟大家相比。我所讲的属于《黄帝内经》的哲学观、系统论部分。我讲的《黄帝内经》有三部曲，第一部曲是"当爱因斯坦遇上《黄帝内经》——谈《黄帝内经》的13堂课"。我尝试用西方的口吻去讲《黄帝内经》，因此做了一个假设，提出了统一的系统论，假设爱因斯坦就是没有遇见《黄帝内经》，所以他一辈子没办法达成他的宇宙统一论。

那个时候我非常有心得，但是慢慢研究之后，又发现古人可以有一套很质朴的理论去定义时空，只是我们可能没有关注，没有发现时空来自什么。有可能是出于政治考虑，或者来自传承的载体。比如说文字载体在竹简普及之前，文字是以石头为载体的，大都在石头上面画一个圆，这是古人对于天的直观感受，天本来就是圆的啊。之后，文字需要刻到竹简上，就产生了一个变革。因为要在木头上面刻一个圆，很难很难，因为竹简有纹路，用刀子很难刻成圆形，于是，一开为天，一就是圆了，所以我认为天一生水也就是天圆生水之意。

研习扶阳学派的人都会研究河图洛书、先后天八卦，但河图洛书是什么时候传出来的？是五代末陈抟所传出，后来陈抟传给了种放，种放传给穆修，穆修传给李之才，李之才最后传给邵雍，后来邵雍把它传了出来。一开始还没有很普及，一直到了南宋才慢慢广为人知，其实河图洛书、先天八卦图的传出，距今大约只有一千年而已，所以，我们不能拿这张图，就说汉代有这张图，其实是没有的。

"八仙"之名大家都很熟悉，有一个道家叫钟离权，钟离权是吕洞宾的老师，吕洞宾问道钟离权，如同《黄帝内经》中的"黄帝问岐伯……岐伯对曰"，钟吕的师徒对话也写成了一本书叫《钟吕传道集》，里头谈了修炼的火候，密密麻麻写了六七页。如果你懂先后天八卦，一张图就可以解决全部，一图解千文。所以，传承这个是非常辛苦的，为什么难传？一个河图洛书这么简单，"天一生水，地六成之"，一张纸，黑字白纸，弄个数字，就可以了。就因为没有这样的载体，只有少数人掌握了，都是道法秘传，口耳相传。后来到了宋朝有了活字印刷，才把这个东西影印下来，才有复制品。

我提出了天的韵律、地的运气以及人之孕因共振而来。共振这个字叫"谐"，后来就省略了这个"言"字旁而成"皆"。"言"字在《尔雅·释乐》里面解释为："大箫谓之言。"大箫就像天地之管，"信"字分解为人言，表示人也是一根管的振动。《中庸》里面讲："喜怒哀乐之未发，谓之中；发而皆中节，谓之和。"人有喜怒哀乐，《中庸》把人的喜怒哀乐比喻成天。"喜怒哀乐之未发"这个"未"，不是没有，而是一个时空点，我们常说要展望

扶阳论坛 ⑦

日月之弦　符阳之法——中国古音律的阴阳生命思维

未来，请问：未来会不会来？会的，未来是必然到来的。古文有一个文字叫"止"，止于至善的止，当下的意思，这个止音转就成了干支之"子"，而未来就是未音，子生未这是音符，都隔八相生。过去称"逝"去，表示"巳"，如果巳音是九寸，子就变成六寸，未就变成了八寸，就像一根弦，就是古代的弦的"三分损益法"。假设把一根弦音高当作DO，把弦切一半，其振动还是DO，变成高音的DO，这是基本的道理。

《素问·天元纪大论》言："物生谓之化，物极谓之变，阴阳不测谓之神，神用无方谓之圣。"阴极生阳，阳极生阴，阴阳极皆反转之，子午是谈变，变是生命的结果，卯酉是谈化，化是生命的过程，所以《黄帝内经》言："天地之至数，起于一，终于九。"说明古人认为万物都可以在从一到九里面表达。我当初看到《黄帝内经》这句话，心理的确有点怀疑，我们对于数字世界的认知，不是都讲十进制吗？但我慢慢发现，宇宙中并没有十的循环。我问过好几个物理学家、科学家，得出的结果是，宇宙真的没有十的循环，但是人类为什么创造十进制呢？《黄帝内经》谈的是九进位，一到九之后就会回归到一，这些都可以用一些显而易见的东西让你们了解。那人类为什么用一个没有存在的十进制？因为十是包含了两个五循环，五行分阴阳，其实是五的变化分阴阳，才有这个十的规律变化，生命从一到九谈化，化脏腑，化三焦，到达极点就变成十，十含有"时"间之意，十也是果"实"，是"死"亡，也是开"始"，生命又开始重生了，它为什么会有反转的动作？巳生子，子生未，现在当下就是子，未来是必然到来。喜怒哀乐之未发，喜怒哀乐一定会发，而且会跟你讲什么时候发，未的空间发，未的时间发。

如果未病是我们没有病，为什么还要再治"未病"呢？"未"来一定会到，未病一定会发生，所以治未病是治未来即将发生的病。天之"未"化成地之"味"，人以"胃"应之。"未"是一个时空共振点，共振生响叫作"咸"，咸就变成天地之曲，后化成圣人尧的曲子"咸池"，咸配上了舞叫"大咸"。"地之味"就化成了五味，繁体字里面有一个"贤"，发音也是咸，化成人之北方，就对应水，应肾，人肾就是人圣，肾人也是圣人。古代的贤发音为咸，把贤字之贝改成月，贤就变成了肾了，这充满奥妙。天的韵律、地的运气跟人之孕育有一套时空元素，木字加上一点，上为天，中是人，下是地，所以，"木"，地在最下方一点，就是"本"字，我们说求本，求本是唯物观，形而下的叫作本。人居中，木字中加一点，变成了"末"，

扶阳论坛⑦

日月之弦 符阳之法——中国古音律的阴阳生命思维

表示人学，世人大都在学习枝微"末"节之术。而木字上方加一点，就是"未"字，表示天学，我们现在要学就是未学，未来之学。天之未运化之后，就化成地之味，把圆化成了方，把无形化成了有形。天之"未"十二取八，化成地之五"味"，人食五味应之，而人的"胃"为中土，跟地之五味的味，跟天之十二律的未，都有一套密不可分的连结，为什么大家不会想到？这当中有一个字遗失了，就是"率"。

《中庸》里面讲"天命之谓性，率性之谓道"，这个"率"字不念shuài，而是念lǜ，频率的率，因为古代不会给你注音，"自"就是率，"循"也是率，有去无回叫行，有去有回形成一个循环，也叫作循，本身就是一个振动状态。所以人的经络的振动就是率，经络不是讲巡逻的"巡"，是用这个"循"，它势必在音律之中。那么这个率的学问，我们统称为"律学"，中国的天文历法都叫"律历制"，所以每本天文律法一开始都不是讲节气的，而是论音律，开头就给你讲"黄钟生林钟，林钟生太簇，太簇生南吕，南吕生姑洗"，每本历法书都是如此开篇的，我自己一看也很纳闷，为什么一定要这么写，最后了解到其实这就是在讲律这一套学问。

律一定有个循环，循环一定有数字，数字的规律在哪里？我们常讲河图洛书有十个点，十就是一个循环，我说过宇宙没有十的循环，那么古文怎么会画十的循环呢？它有可能不是表达十的循环，朱载堉在《律学新书》里面就讲道："数乃死物，一定而不易，音为活法，圆转而无穷。"我们都把数字当数，天一生水，地六成之，6减1就是5，7减2就是5，这是我们把它当数字使用的结论。但是，如果把它当音符，地六成之就是第6个音，子午卯酉不是单纯的数字，天一生水，地六成之，其实是子生未，未生寅，就这样跑一圈，最终会落在第六个——巳。比如说从1到100的数字，从1开始，然后间隔着一个固定数字，走一个数字，最后每个数字皆走过一遍，且回到开始数字上，形成一个循环，最后结果，只能在"十二"的循环规律下才能产生的，为什么是十二，这绝对是一个上帝的数字。

所以上帝造数字，一到九是唯物的，起于一而终于九，十是天的数字。天对于中国人来说是很神圣的，它不能当数字，所以在中华文化上的使用，基本上用九的模式在走。西方的十也叫"ten"，当作数字使用。假设有一个造物主造数把宇宙万物兜起来的，一定要创造够用就好了。上帝创造数字9之后就没有再继续创造数字，为什么没有了？因为已经够用了，所以天的思维是无形的思维，全部都在十二里面，十二再分阴阳，那就是六，时间是不是看不见呢？如同十二个月、十二经络、十二时辰其实都是这样的规律，形成了一套天数的思维逻辑。

《黄帝内经》中有"六律建阴阳诸经"，表示经络是六律所建立的。十二律吕表示十二个音，古代十二律吕知名，还有别称叫"十二律同"或"十二律间"，我们说和而不同，什么叫"同"？音符同一个音叫"同"，比如说低音DO变成高音DO，就成了一个简单的整数比。所以同律度量衡，音见曰同，就是要定律统一度量衡，如果没有度量衡，我们就没办法把人体的坐标做一个定位，也没有办法把万物做一个分解。然而，我们要有律才有度量衡，律怎么定呢？一般的事物以这个为根本，六律为阳，六吕为阴，《史记》称"六律为万事之本"。六律之本开头的音符叫黄钟，黄钟为小素之首，12个音符皆称之为小素。

黄钟就是古代定律的律本，是六律之首，六律是万事之本，所以一切事物起于黄钟。黄钟还有一个名称叫小素之首，大家看到小素，有没有觉得很重要？因为要上大学从小学开始念，古代的"小学"就是文字学（中国传统语文），有小学的基础才能上大学，上大学才能进一步上太学（研究所）。大家是否知道《黄帝内经》版本里面最早的名称是什么？隋朝的《黄帝内经》叫作《太素经》。文字演进在汉代形成一个高峰，有一群高人把上古春秋战国的数理加入了文字，变成了"隶书"，隶书就是文字的数字化，文字有了隶书，"隶"书就是应"历"法而生，是为了数字计算的，立法从观象立竿测影而来，都是汉代数字化的高峰，这里头有定音律音高的逻辑。

太素是大素之上。大素之"大字"，一共三画，三为阳代表无形。太素之"太"一共四画，则表示有形。相同道理，"大一"代表无形，"太一"代表有形。1、2、3、4、5，单数为阳，双数为阴，太素之前有三个状态，首先状态是未见气，称之"太易"；之后有气，叫"太初"；然后有形，就叫"太始"。而古代文字非常精微，"初"跟"始"是不一样的，看不见的发端叫"初"，看得见的发端叫作"始"。如时间的"当初"，不可见；如水之"开始"流，可见。"始"有女字旁，代替你看得见了，所以有气叫"太初"，有形了就叫"太始"，有物质了就叫"太素"。所以《黄帝内经》叫《太素经》，就是在谈物质产生之后的学问。有了这个"素"就有了"数"，自然就有一套数理规律，不会因为人的思维改变，所以天有天的一套数的逻辑，地也有地数的逻辑，人就在这两套逻辑里面演化，所以有一个很重要的对比。

表达空间，狭义谈五行，广义谈九宫，把中间拿掉就谈八，也是八卦。所以"喜怒哀乐之未发"，"未发"就是要在未的时空发；"发而皆中节"，"皆"就是"谐"；"发"是共振；"中节"之气是古代二十四节气的简称，在月初的叫节气，在月中叫中气。意思就是说明天也有喜怒哀乐，跟人一样，天的喜怒哀乐就是二十四节气，天也产生了共振，为什么共振？来自这个律。如果大家仔细看先天八卦的密码，先天八卦是南宋朱熹把北宋邵雍的图拿去用，然后记录在了《周易本义》中，其中是这样写的：从乾到坤皆得"未生"之卦，先天八卦中八个卦，乾兑离震巽坎艮坤，他说"皆得未生之卦"，已经跟你讲清楚卦是怎么来的，即"皆"而来，也就是"谐"，就是给你讲，八卦是共振而来的，怎么来呢？答案是"未生之卦"，未是子所生，子未隔八相生，如同十二律吕中的黄钟生林钟，黄钟为子，林钟就是未。所以，八卦从根本上是来自音律的，是一种时空未生卦律法。所以，乾一兑二离三震四，乾兑离震随数走，就已经跟你讲明数字含在卦里面了。所以，如果卦为一爻，爻分阴阳，乾数就是一，坤就是二，其规律就在一与二的变化之中。卦为二爻，则为四的循环，乾还是数字一，坤就是四。卦为三爻，就变成了八的循环了，乾还是一，坤就变成八。乾为牛，开始，坤为成，终结，生命的生成都在同一套系统里面。我现在不是在讲《易经》，我要表达的古代数理，乾一兑二已经把卦数理科学化了，但是先天八

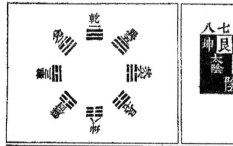

图1 伏羲八卦方位

卦的传承，大家都当卦序看待，如果是顺序，古书就会讲"一乾二兑三离四震"，数字摆在前面才是。历代几千年来，就是没人把它当数字，都当顺序，形成卦序，而八卦数字背后的音声律数，就显现出不来，渐渐消失了。

所以这个律非常重要，进而"发而皆中节"，就是因为调共振的关系，才会产生中节之气。天的韵律就有一套逻辑，天是一个大韵律，地也有一个韵律，人也有一套韵律，所以，不管是内部变化还是外在变化，或是大宇宙的变化，其实，都是同一套系统。

古人说黄钟是所有事情的根本，黄钟是一个音高，是一个定律的律本。古代有一个神话是"神农秬黍定黄钟"，律本音高如何定呢？第一，必须找到一个容器，要什么容器呢？显然必须从自然界去找，什么东西呢？就是"竹管"。第二，要找填充容器的东西，填充物要有几个特色：第一个要可以量化；第二个大小要差不多大；第三个要取之不尽，用之不竭；第四个要增减方便。有什么东西呢？就只有一种东西：五谷之物，有哪些符合呢？嗯，稻米勉强可以，玉米也可以。可是这两个东西就很奥妙，收成的好与坏，不同气候生长，都会影响稻米与玉米成熟后颗粒的大小。但是有一种谷类不会，大家都会吃的，生长在北方，没错，就是小米。古代黄钟就是小米一颗一颗填充起来的，然后调整定音高。那要怎么定音高？用人啊，古人说"以身度律，以耳齐其声"，就是以人身去感应，以人耳去听，以人定其声。同时，还要观察大自然，大自然中最大的声音有两种，第一是蝉叫声，如果你在大自然中听到蝉叫声，会去把这个声音量一量，比较音高，太高或太低，去增减竹管内小米的量，即可找到与蝉声相匹配的黄钟音高。大自然还有一种是鸟叫声，鸟音其实是所有大自然动物里面接近人声的声音，因为鸟可发出复音。基本上大部分的动物都只能发出单音，而鸟叫声可以发出不同的音高的音，这其实是接近人的，当我们发现这只鸟叫声听了很欢喜，就很想把这声音保留下来，想办法保留这声音，用一个模型去定音高。

当音高定后，表示这个音高对了，最后还是以人听之为主，听觉最好的是什么样的人？是盲人，古代叫"目瞽"，目瞽有一个别称叫"乐师"。因为上帝是公平的，当一个人丧失了眼睛的光明，耳朵的听力就非常好，古代很多瞎子就是极高明的乐师。声音音高确定后，把竹管内的小米一颗一颗地排起来，你看，这就是度，长度的度，古人长度有"分寸尺丈引"，而我们把脉也要看度，寸、关、尺。寸关尺就是这个度，量一下看看有多少，一量就出来了。所以定律的这个竹管就叫"龠（yuè）"，龠就是竹管，这个龠就形成了容量的单位，两龠为一合，龠合升斗斛，这是古代的容量单位。之后，在比一比重量调整平衡，于是铢两斤钧石，重量单位就出来了，这就是古代所言"同律度量衡"的起源。想想，如果没有度量衡，就没有科学的单位，也就没有中华文明，我们目前说的所有东西都是白搭。所以音律是一个根本，古代的诸子百家都讲音律，但因为声音无法保存，如今科技的进步使声音可以保存，可以再生，中华文明之音律的回归，是这个时空下必然的相遇。

以前我看过一个漫画，就说古代无所不用其极去保留声音。大概就是一个人面对一个山洞，对着这个山洞说"第七届扶阳论坛……"，然后很快用石头把山洞封起来。500 年之后，有人把山洞的石头拿开，奇妙事情发生了，山洞里传出"第七届扶阳论坛……"的声音了。这当然是很难的，很可能是后人想象的。由此可见原始声音的保存在古代多么难啊，古人只能做成钟，做成磬，然后在上面刻密密麻麻的文字，试图间接保存声音与创造声音的逻辑。

我参加过 2012 年的"国际音乐考古论坛"，我其实看过非常多医书，并且收集，不能说看得懂，但就是囫囵吞枣，反正从头到尾一直看，看完之后其实更纳闷了。诸子百家的书籍我都有涉猎，慢慢发现考古的追根究底在任何一门学问都非常重要。当初，我就毛遂自荐参加了国际的音乐考古论坛，我的题目是"从曾侯乙编钟去谈《黄帝内经》的十二经络的创建"。老实说，考据《黄帝内经》十二经脉如何创建已经够难了，还要用编钟音律法去证明，音乐考古会议的专家们很多也都听不懂。在这个会议上，我遇到了一位老先生，是大陆非常有名的音乐考古学家，他就跟我说，他觉得前半辈子都白活了，怎么说呢？他说 1978 年曾侯乙编钟没有出土之前，他们研究中国就是五声音阶，但是当曾侯乙编钟一出土后，这彻底改变了全世界，改变了他们的研究，也改变了中国文化思维。曾侯乙编钟出土在湖北的随州县，随州古代叫"曾宋之国"，宋是周朝给商朝的后裔微子的封地。因为周朝人很讨厌商朝人，宋这个地方大约是在山东出海口附近，河流把很多垃圾往这个出海口"送"，所以叫作"宋"，表示周朝把商人"送"走，希望商人以后都不要再回来的意思。

当初，秦始皇统一六国后做了两件事，除了焚书坑儒一事，还有一个就是统一"度量衡"。在秦王统一六国之前的战国，小国里还有属于他们自己的一套度量衡的律法，统一之后，就是以秦朝的法度为依归。但是这个曾宋之国刚好没有被统一度量衡，还保留了商朝度量的音律法，所以，这套曾侯乙编钟才得保留原貌。中国历史证明，所有灭掉前朝的君王，都会把前朝的东西改掉，都会做极大的改变，我们称之"建正朔，易服色"。当周灭商得天下之后，也改变了前朝之事，只是周朝改变的比较彻底，包含最基本的文字与声音。

老实说，因为科学技术发展，我们目前比100多年前的中国人有更好的条件，可以去专研音律，比如说1978年在曾侯乙编钟出土的时空下，已经可以用冶金之术做了64件钟，有12个半音，5个八度音高。2012年音乐考古会议上，有欧洲的学者也来发表对同一时期不同地域音乐考古研究的论文，会上他们拿出同时期欧洲音乐考古的乐器，你会觉得这些好像是我们家小朋友玩的小玩具，实在太简单太平凡了，谈不上什么文明。判别一个文明之所以伟大，应该可以用它的技术做成一种音律音高的乐器，用冶金技术做乐器比做人像难多了，比如说一个杯子，这个杯子多一克少一克，即使杯子形状不是那么准确，还是可以是杯子，可以喝茶。但是制作一个乐器如钟，钟多一克少一克，钟之密度几何线条，每个环节都会影响钟的音高，音不准确就不成乐器了，所以制作乐器比制作一个器物还不易。你看，曾侯乙编钟之音高，其实跟现在的钢琴键的排列音高所差无几，想想，商朝音律的系统多么高明，但是在周朝之后，这其实已经发生天大的变化了。

史书写周公制礼作乐，相传古代有五音，他在五音之上补上文武二音，才化成了七音。其实，周公是把商代12个半音删成5个音，之后再补上两个音Fa与Si而成七音。文化传承不外文字与声音，声音藏在古代声韵书里头，文字易改变，声音比较不会因为政治而改变。声音的传承放在韵书里头，用"反切音"表示之，在中国文化中，反切音的学习非常的重要。我去过蒙城祭庄，蒙城县里有一条河叫涡河，这条河据说是产生老子和庄子的地方，老子的考据出来了，《史记》说老子是苦县厉乡曲仁里人。"厉"乡古代发言"籁"乡，英文叫作NAI或NAY，NAI反切音就是"奈伊"，就是《庄子》里头讲的天籁、地籁、人籁，其源于古代的"吹火管"。古代火发明之后，吹气生火就很重要，吹气得火如同我们吹管乐器一样，但是一定要斜吹，你直吹的话火一大就烧到你的头发了，斜吹才能鼻纳清气，口吐浊气。所以全世界古老的吹管乐器名称，都有一个NAI音组成，表示都是斜吹的，中西方文明的起始皆相同，从火而来。所以，老子是厉乡人，就是赖乡的人，老子姓赖才对，可是为什么古代记录老子叫李耳呢？古文两字常常就是一个字的发音，比如伏羲、轩辕，其实都是发音。文字发音都是由一个声母与一个韵母组成，声母为上，韵母为下，取第一个字声母，再取第二个字的韵母，中间把它空下来不发音，李耳二字，李耳的发音就是里尔里尔念快一点，就是lai，原本的字是"赖"，古代都是用这样的模式发音的，依照考古，春秋战国根本就没有人姓李，怎会有李耳呢？一直到唐朝之后，唐朝姓李，老子开始姓李了，《道德经》也开始变了，从魏晋南北朝之后，中国的老子注解就已经开始三字断句，如"道可道，非常道"，三字断句是魏晋南北朝才有的。老子是春秋人，古书中都没有三字断句，有二字，也有四字，就是没有三字的，如《诗经》，就是四字一句，三字一句的书在先秦一本也没有。如果有一个很会念书的人，小时候就是念三字一句的，当上了官，或者变成皇帝身边的红人，他就会用这种惯性去解析经典，最后中华文化文明就毁在这一个人的手上，我们中国有很多东西，常常就毁在一个非常有名的人身上。

　　讲一个反切音例子，古代第一神医叫作"扁鹊"，"扁鹊"叫秦越人，一般都说是姓秦名越人，又有一说是秦越皆是地名，就是一个往来秦地与越地之间的人。其实，秦越就是鹊的反切音，是"鹊"字记录发音而成"秦越"，绝不是姓秦名越人这么简单的逻辑。不要小看这一个声韵的思维，它是贯穿了整个中华文明的记录代码。另外，《黄帝内经》中黄帝的老师叫岐伯，岐伯也是发音，中文叫作"季伯伦"。《黄帝内经》分上下部，上部《素问》，下部《灵枢》，各九九八十一篇。《素问·三部九候论》中有言："天地之至数，起于一，终于九。"《素问》的八十一篇有九篇大论，你猜会在第几篇？九篇中有七篇放在运气学，我们俗称的"五运六气"，这七篇都叫作大论，如《天元纪大论》等，剩下的两篇你猜会出现在什么篇幅？就出现在第二篇与第五篇，二表示阴阳，所以第二篇是《四时调神大论》；五表示五行，所以第五篇是《阴阳应象大论》。这都说明《黄帝内经》是圣人书，古人称圣人南面之术，河图南方之数为二七，说明了《黄帝内经》是一本用阴阳五行逻辑去写成的生命之书。

　　黄帝时期出现了很多厉害的人物，比如说容成作历法；隶首造九数，我们的数字是隶首创造的，而且就造到九而已，因为九为天地之至数，九就够用了；大挠制干支；仓颉造字……那么黄帝老师岐伯是怎么来的？

古代把贵族分成公侯伯子男，所以后代人尊称黄帝的老师，就给他一个"伯"，表示是长者。这位长者是在山边的高人，岐是接近天边的山，音奇，是个奇人，表示有一个人，如山天高，但是岐伯二字的发音是不会变的，圣人之发音传承，基本是不动的。

古人对于太阳、月亮或者是大自然的直观事物的发音，不管文明如何演进，我们可能跟非洲人对于一些自然事物的发音，基本没什么不同，因为那都是生命的直观反应。在地球上面的声音演化，都有一个相同、直接的生命共振。所以岐伯叫Gibbor，而GIBBOR正是犹太人至高无上的神，比上帝还要高，是一个代表智慧文明的名称。

我们看古代的书籍，很多书都会讲一个字"昔"，或是讲"昔者"，昔这个字的甲骨文，上面是共，水神共工，是水的意思，底下是日，日在水面下，到底是说什么呢？昔就是一个时间点。什么时间点？它就是说，距今很遥远遥远的时候，太阳被淹在水面下，地球什么时候出现过太阳被淹在水面下的情景？就是在8000～10000年前，在中国就是伏羲时期，在西方就是诺亚方舟那个传说的时期，地球发生了一个大洪水事件，当时地球上都是水，太阳的光影在水中，如同被淹在水面下。有人写了专门探讨大洪水的书，调查了大概三四十个部落文明和非文明。对于这个事件，历史记述基本上是差不多的。考古说明，那时大洪水持续了40多天，因为有一颗小行星携带大量的冰，在地球的牵引力作用下，开始时一直绕着轨道走，后来冰水慢慢被吸引落下地球，冰化成水，地球就淹水，水位非常高。在中国，就有伏羲传说。伏羲那时正在黄土高原，他晚上做了一个梦，梦到了大水来，于是把一个瓢扔到水中，然后就变成了一艘船，坐上船跑到了昆仑山，找了西王母。之后，大洪水退下去后，伏羲从昆仑山下来，才开始了中华文明——伏羲画八卦，进而形成了独特的中医经络与中华文字系统，因为伏羲保留了大洪水之前的器物与文明。

有人说在大洪水之前，这个世界是相通的，人类在地球可能有一套很高的文明，但因这场大洪水之后，西方地上器物全部淹光了，只剩下大型建筑物如金字塔、巨石阵等等。因伏羲避开了大洪水，所以中华文明被迫独有，从伏羲到黄帝，把一个音跟形的文字理念演化成了一套文明。所以相传仓颉造字时，"天雨粟，鬼夜哭"，说明了仓颉造字的神妙，别说鬼神哭，可能外星人都哭了。中华民族为什么可以创造形音智能逻辑思维的文字系统？

在地球上，除了中国外，现在已经没有这样的文明可以用一个形音贯穿。文字到汉代，又形成一个高峰，汉代已经把数理的数，放在文字上面。不信的话你就去数这个字（繁体）的笔画，就可以判别这个字的阴阳。比如说龙腾虎跃的"龙（龍）"字，阳为九，所以左右各九画；声音的"音"，九画，九为阳，表示音是听不见的，声才听的见。所以才产生隶书，隶书就比较好计数，隶书就是定历法用的。

刚才讲了那么多，就是说万物有一个性，那是天命。《中庸》讲："天命之谓性，率性之谓道，修道之谓教。"这里联结了一个字，《华严经》的"严"，《楞严经》的"严"，这两部书为什么它要取"严"字呢？如果你去查《说文解字》，可以得到三个字，第一个是"教"，教学的教；第二个是"命"，性命的命；第三个是"急"，急迫的急。教、命二字其实是从《中庸》来的，因为古代翻译佛经的人，一定是受诸子百家的学问熏陶成长的，教、命就在《中庸》里面"天命之谓性，率性之谓道，修道之谓教"，刚好"命、性、道、教"，起于命，终于教。

第一字"命"，就是生命本源；第二字"教"，教就是分享，分享就是传承；第三字"急"，急迫之意，短暂急迫，这是时间的学问，可用佛经讲的"当下"表示，当下就是急。所以《华严经》，"华"字表示华表，表是指时间，立表测影，所以，华严是指天学，所以《华严经》是佛经中拥有最多天学的经书。而《楞严经》之"楞"字，一个木，一个四，一个方，木为五行之始，四方起于木，所以《楞严经》是谈万物的学问。《华严经》与《楞严经》一天一地、一上一下，勾勒出整个天地万物，所以，佛经中的这两部书就是重中之重，勾勒出佛经中天地的子午线。

各位看这根管，叫龠，是竹管的通称，它表示生命来自北方，这套学问就是"律"。"龠"加上"禾"就是"龢"，这个"龢"就是中和的"和"原始字，字面上的含意，就是一根竹管所发的声。管有管律，称之为"纯律"，纯为自然，说明管律是一个谐音列，拥有最和谐的声音。所有的声音都有一个主音，称之"基音"，伴随基音都还会有其他的倍数频率音，我们称之"泛音"。如果基音是64Hz，另外的泛音分别是128/192/32/256/320Hz，这一列的音高就称之为泛音列。在中国音律中，转调称之"犯调"，为什么呢？你看这个"犯"字，左边是犬，右边是巳。在我讲的时空十字坐标里面，每个文字都可换成时间和空间，地支十二对应十二生肖，犬就是戌，左是犬，右是巳，左右就是戌巳，恰巧是戌隔八相生巳，这正是古代看不见的时间变化规律，"犯调"就是古人表达声音的运动模式。

中国最早的音乐来自管，叫作"音龠"，后来管慢慢被用丝弦的琴取代，琴弦长短分高低音且更直观，之后慢慢变成我们熟悉的"音乐"。在时空坐标圆中，当子龠与午乐碰上卯木酉金，"乐（樂）"就变成了"药（藥）"了，"藥"的象形就如同木头上的一张琴，而"龠"正是竹管的象形文字，加上了金，就变成钥匙的"钥（鑰）"了。所以，我常讲人需要两种药，一个是药物的药（藥），解决身体问题；一个是钥匙的钥（鑰），打开心灵的枷锁，把字上面的木与金拿掉，就变成了"樂"与"龠"了。化成时空音符，中央为宫音；东方为药，角音；西方为钥，商音；南方为乐，徵音；北方为龠，羽音。

为什么要这样写呢？我要讲一下，刚才有人问我说，老师你刚才讲的《伤寒论》，生命就是声命，一切都是共振，生命的共振就是声音韵律的思维，比如说DO、MI、SO，如果这三个声音同时发声，这时候我们会觉得这声音很明亮，明亮是我们对于声音的感受。但我们听一段声音，有时候会觉得明亮开朗，有时听起来却暗淡忧伤，这是为什么？因为生命演化的过程中，一定有跟这套理论互相的连接，如果我们可以把这套系统清楚表达，就可能找到可以贯穿生命与声音的一套解析方法。

你们看这里，有DO、MI、SO三音，DO与MI音高差4个半音，MI与SO音高差3个半音，MI的音高相对是比较接近SO的，所以DO、MI、SO同时发音，整体音是阳的，这时候听起来就非常明亮。但是，如果MI这个声音降半音，这边就3个半音，这就4个半音，这时候就变成小调了，所以这三个音同时发声，整体声音就偏阴，声音听起来比较灰暗。如果把这个比喻成用药，三味药，两味不变，只改变其中一味，可以变阳也可以变阴，竟然有天壤之别。中医很多时候的用药，仅仅一味药，就可能改变整个方子的走向，这里面藏有一个声音的共振系统，这是一套方法论。

在比如说，我们去音乐厅听音乐会，舞台正中通常会有一个大型乐器，称之管风琴。管风琴，顾名思义，就是用管发声，用一个很大的铜管，共振出非常的低音。假设管风琴中有一根粗的管，长度大约3层楼高，可以发出16Hz音高，就是每秒震动16次，我们人耳基本上是听不到的。但如果我们今天要发出一个8Hz的声音该怎么办？16Hz已经3层高了，8Hz岂不是要做到6层楼高，把天花板打掉做到外面，或者是弯管往下到地面？

事实上，我们不会如此做的，我们用什么方式解决呢？我们只要做一管两层楼高，发出大约24Hz，在管风琴中，同时发24Hz和16Hz的管音，两管之间就产生了一个频差，就是8 Hz的音高了。这或许也可以解析为什么中医用药，都要用复方，有些药可以相互配伍，取代不易取得的一味药。大家可以思考是哪些药，这个问题就留给你们，我只是做一些我的思维的演化，跟各位分享一下。

回到刚刚休息前的上一堂课中，神农"秬黍定黄钟"的小米是很小的，排成一列的时候会弯弯曲曲，且所需数量很大。古代的小米就叫"粟"，是一颗一颗"数"出来的，黄钟本质就是小米，称之为"黍"。黍发声就变黄钟之声，黄钟为起始为子，所以，十二生肖中，那个对应子的动物也叫"鼠"，同"黍"。中国文字的发音，是因为"使用"才赋予了它的发音，如何发音，可以与生命本能纯粹相应，不需要通过太多解释与了解，就可以得知，从人的语气"嗯""啊"之类的发声，就可以跟我们讲很多的事情，我很多想法都是这样来的。先有想法，然后再查资料，看看古代有没有这样的说法，奇妙的是每次都可以把这些想法贯通起来。

神农氏的"秬黍定黄钟"，就是用比较大颗的小米，这就是华夏文明的起源，距今6500～7000年前，神农氏后来就分成两支，一支是以农学为主，出现了炎帝，就是神农尝百草传说的主角；另外一支是以冶金学为主，传给了蚩尤。神农氏古代叫羌族，因为居住的山叫羊头山，就是神农氏羊头山产巨黍，才定黄钟之声，据说每颗是0.28cm，目前考古有挖出这么大的小米，小米不会因为气候变化产生大小不一，比如不会因为收成不好就比较小颗。无论怎么样，长好还是长坏，它就是一样的大小。秬黍就是更大的小米，定音的时候就比较好排列，就有了度量衡，才会有我们现在的文明。所以咱们回头想想，从一粒小米到整个中华文明，这是非常伟大与神奇的。

那羊头山在什么地方？大家都知道"文革"时把很多地方都毁掉，但是有一个地方，那时候留下的文物假设有100%的话，80%以上都会出现在一个地方——山西，因为山西就是神农氏的故乡，而神农氏后裔个性非常坚强。羊头山的羊头型态化成文字，就是山岳的"岳"这个字，岳字的甲骨文就如羊头。明朝的朱载堉是中国的乐圣，他发明了《十二平均律》，还千里迢迢去考据羊头山在什么地方，没有羊头山，黄钟定音高这个律就产生不了。古代还有一些琴家，也都提到羊头山的故事。其实，古琴的结构，有一边就叫岳山，岳山就是羊头山，古琴定律也来自羊头山秬黍定律。

讲一个题外话，西方有一个神话，讲摩西在西奈山遇到了上帝，后来就带回了"十戒"。有一说是摩西遇到的是中国五帝之昊帝，才带回了十戒，十戒是什么？"戒"这个字，如果你去查甲骨文字，它中间是一个十字架，两边是双手。没错，戒字就是双手捧着十字架的形象。在中国，用十字观天测影之法，立竿测影，除了测日影外，还必须要测风向，于是竿子上面就放了一根羽毛或一片叶子，这样就可以测了。因为在中国，春天吹东风，夏天吹南风，秋天吹西风，冬天吹北风，这就是"戒"这个本义。摩西把这个"戒"带回去，可能在那边没有四季候风，这个法就不管用，然后就慢慢变成一个宗教信仰。所以这个十戒，其意义并不一定是有十条戒律。我在这里只是提出我的想法，摩西可能就是带回了中国的十字观天候风之法，其字形就是双手捧着十字架，所以称之"十戒"。就如同《西游记》里唐僧一行人花了5040天取回经典，之后带回中原，费尽千辛万苦摊开后是竟是无字天书。5040天就是360天/年×14年，周天360度之数可以形成一个圆，圆本无字。后来因为没有字，他们坐上筋斗云，又花了8天，去问阿难与迦叶菩萨说怎么给我们没字的，菩萨说你要有字的就给你有字的，于是他们就带回了有字的经书，也就是我们后来看到的这些佛经。其实，第一次花5040天取得的无字天书才是真经，后来加8天就变成了5048天，为什么要5048？因为人总想依附，很多的事情都要符合经典之说，如同"子曰"如何如何，但是古人也有可能会出错，你要思考和证明其对在哪里，错在哪里。所以5048就变成了人为的数字。因为如来佛祖有经三藏：有法一藏，谈天；有论一藏，说地；有经一藏，度鬼。共计三十五部，一万五千一百四十四卷。所以，三藏佛经每一藏5048卷，没有5048卷就不符合经典，猪八戒那个九尺钉耙就是5048斤，而且取经花了5048天，走了5048里路，沙悟净的武器也是5048斤……5048是为了符合期待，人为创造出来的数字，这影响了我们理解事物思维，比如说"懂了才能记忆"。这是不对的，声音会有共振，无法表达出来，不需要懂它才能使用。我们经常看到小朋友在3岁时就跟留声机一样，听过《弟子规》几次之后，就可以从头背到尾，小孩普遍都有这个能力。他们需要理解内容才能记忆吗？绝对不是。但是，等他知道学习如何思考后，这个能力就消失了。不知各位有没有注意到，小孩子刚出生的时候，手抵劳宫穴成握卷头样，这叫作"握固"。手如首，也是一个圆，表示人原本面貌。大约7天之后，小孩的手就张开了，张开的手这就是方，我们求事物都是为了这个本源的，要把方化成圆，才能求原本的圆。

这个圆，运动状态可是旋转的旋，古人把这个圆，化成了一张河图，不同人有不同的解读。人类生物学家说这是"猿"，人类是从猿人演化而来的；佛家说这是"缘"，因缘之"缘"，缘起缘灭；物理学家就说这不只是圆，是率，叫圆周率；数学家说这是"元"，元就是未知，二元一次方程式，x+y=3，x与y就是元，数学就是解这个未知的元；易学家说这是元亨利贞的元，通称"玄学"，一切知识的起源。

而如何得知这个圆呢？《周髀算经》言："圆出于方，方出于矩。"所以，欲求圆者，化成方，欲求方者，化成弦，弦就是来解方求圆的，"弦"的理论，就是要解这个"知"的。《黄帝内经》说："其知道者，法于阴阳，和于术数。""知"字有一个矢，矢是什么，是箭，是古代是表达时间的概念，时间如矢，光阴似箭，所以，"时"与"矢"同音。古人白天测影看时间，到了晚上无法测影，怎么知道时间呢？答案是利用水，铜壶滴漏，铜壶装水，水慢慢地滴，水的游标尺就叫矢，看矢所在的刻度就可以知道目前时间。知道之"知"，分解成矢与口，张弓拉箭，矢的源头是弓，口为方，其根源是圆，这套学问就是"玄"。弓与玄合成正是"弦"，知之源就是"弦"，弦可以解答宇宙万物的事情。

那么，在古代这个"弦"从何而来，是琴弦吗？古人仰则观天，俯则观地，学问起源皆由远而近，从大自然的天地开始，弦正是天上而来。月亮的正上弦月，初一朔日，初二开始叫上弦，称之"峨眉月"。但真正的上弦月是在初八，上弦平如绳，那时候的月，亮暗对半。月圆在十五、十六，称之"望月"。之后月亮缺开始消亡，到二十三或二十四称"下弦月"。每月最后一天二十九或三十，称之"月晦"。月之亮暗对半，光亮为阳，阴暗为阴，此时空正表示阴阳平衡之态，在此阴阳平衡下，就会产生一个自然现象，就是无风，在天文上，这时候地球、月亮跟太阳这三星，会形成90°的三角形，直角落在地球上。假设一边是日，另一边是月，中心为地球，这就是天上的勾股弦定理，斜边为弦。所以，日月的距离叫作弦，这根日月之弦因为旋转而忽长忽短，影响了地球的共振率。万物都与之相应，如果合了，就是"谐气"；如果不合，就称之"邪气"。人就是在这样的规律下演化生长，所以，人体以肉组成的五脏六腑之气血变化，就跟月亮在走，而看不得见的经络循行，就跟太阳的角度在变化，这是古人的生命观。

跟着太阳就是我们说的时区变化，我们现在时间跟美国刚好不一样。人体有 12 个弦，这时候日月之弦跟你相应，经络变化就跟时间走。而人体的气血组成都是津液，都是水，而地球海水的潮汐变化，主要是因为月亮的引力，其实月亮、太阳都有影响，对地球的引力月亮是太阳的 2.37 倍，《黄帝内经》就讲："月始生，则血气始精，卫气始行；月郭满则血气实，肌肉坚；月郭空，则肌肉减，经络虚，卫气去，形独居。"在满月的时候，地球在中间，太阳和月亮分居两边，人在地球上，因为月亮跟太阳之引力，把我们的皮肤腠里拉开了，使人体传输气血的通道顺畅。望月之后，日月就慢慢接近了，到下弦月成 90°。接着在晦日的时候，月跟日就偏一边，地球上的生物被他们拉到一边，失衡了，那时候人体就气血虚，精神差。

月亮之"月"，在古文里称之为"肉"，人体肉组成的规律就就是月相的规律。为什么上弦月阴阳对半，阴阳平衡就不会有风，在初八的时候外面静悄悄的不会有风，古人说风为天地之始，风也是百病之始。天地变化，阴阳就有落差，风为信使就先来到了。其实，每一天的风向都可以与月相有所关联。正上弦的初八和正下弦的廿三基本无风或相对风小。再过几日就是初八了，各位可以好好观察，初八那天看外面风景就好像是在看画一样，树梢上一点动静都没有。《周易参同契》："三日出为爽，震受庚西方。"每一个月初三、初四起大风，五日为一候，三候为一气，古人把一个月 30 天分成六候，一候 5 日，一日 12 时辰，一候又是 60 个时辰。1～5 日为第一候，一候也是一个圆，第三日，正是阳极生阴之时，所以，初三那日阴阳反转风就很大；到初八的时候，阴阳对半无风，整天几乎都不太有风；初八后阴阳又开始有落差，风又开始来了。其实每天都有无风的时候，这就是古人的圆运动时空坐标，圆的大小皆用子午卯酉表示，一天的子午卯酉是时辰，一个月的子午卯酉是朔、望、上下弦，一年的子午卯酉是二至二分，圆大小虽不同，但存在类似变化的规律。所以，当我们看到的某一个天灾地震或者是某个现象，可能是两个既定规律里面，再产生的第三个规律，就像音律频差变化一样，只是我们人生命太渺小太短暂，不易观察到而已。

每天早上如果你有去散步的习惯，大约 6:00，夏天会提前，冬天会延后，你慢慢散步时就会发现风在某一个时间突然停了。我画一个圆，左为春分，右为秋分，下为冬至，上为夏至，这是一个周期为一年的圆运动，卯酉两端就是阴阳平衡。我们知道一年之春分、秋分，那两天是日夜对半平衡的，却不知道一天的卯酉也是平衡，其实一个时辰两小时又可以画成一个小圆，圆中有你，圆中有我，大圆包小圆，都在这里面。

夏天最明显，外面的蝉叫声非常热烈，下午去散步的时候，5点半到6点之间，虫鸣鸟叫，蝉声很大声，突然间，蝉声停了，风也停了。各位有没有这样的经验？一定有，各位去注意一下，蝉声先停，几秒钟之后风停了。不知大家是否了解，在中国的蝉大约只活7天，可是7天前，蝉在地底下会待7年。因为蝉如同圣人一样，古代称之圣人南面之道，河图南方之数七，所以合七，这是一套规律。蝉叫第一声是7年前的因缘，出土爬上树一直叫，7天之后它就了无遗憾，"知了"就走了。蝉活7天就知了，而我们人活70年还没办法知了，是不是要跟这只蝉学？那么蝉为什么又叫知了？其实"知了"也是反切音，为什么要用这两个音，不只是纯粹地发它的音，字的含意也可以当意义表达。比如说黄帝的黄，商代甲骨文中没有黄字，是之后才有中央土的黄。黄字在古代其实是光字。光，古皇切，所以黄表示古代的帝王，也表示光，光之色，黄也。大自然界什么生物什么会发光呢？除了太阳与火以外，有生命的，那是什么？我们必须回归到蛮荒的时候去思考，对的，是萤火虫，萤火虫才发光。黄帝就叫光帝，这是仓颉造字对于黄帝形象的表达，黄帝居中土，土对应长夏。所以，夏天的夏，其甲骨文也如同一只萤火虫，多么有意思。

其实古代很多事物都隐藏了这些很有趣的玄机，各位下次看书可以仔细看看。我很多东西都是学生给我的启发，当他们查到很有意思的事情，就马上跟我分享。下次遇到很有趣的，你们可以用声韵的方法去研究，万一一直解不开，可以先跳脱出来，用另外的思维来看待，之后再慢慢查。我们现在能查到的象形甲骨文字比古人还多，而且我们能读的医书也比前人还多很多，所以，我们是很有机会站在古代巨人的肩膀上，使用一套前所未有的思维模式，复原和发扬当初的中华文明，这是我个人本身的体会。

《伤寒论》里面有113方，用了96味药，有18个方子里面出现了附子，这里面一定会有逻辑，我是这么想的。《伤寒论》有一方叫作四逆汤，古代都讲这是治疗四肢厥逆的方子，但如果是四肢厥逆，那就叫四厥汤或厥逆汤就好了。我一个门外汉看到四逆汤这个"四"，就会猜测应该是用四味，但实际上为什么不是四味呢？四逆汤就只用了三味，是不是有可能是出错了？那个"四"是真的写下来，还是声音传下来？所以，"四"有可能就是这个"巳"，四发音同巳，可能叫作"巳逆汤"。所以才会组成三味，甘草、附子和生姜。巳生子，子生未，巳就是甘草，子不就是附子，甘草就是巳土，五行音律皆对应，如果附子代表的一个是子，子为黄钟，黄钟九寸，姜不是排第八未吗？所以，子之附子，隔八相生未干姜，在我看来，这是最符合天地韵律的。巳逆汤是《伤寒论》中天地的音律的基本方，巳隔八相生子，子再隔八相生未。这样一来，巳就是"逝"，表示过去；子就是"止"，表示当下；未就是"未"来，如此一来，就完美地形成了一个时间的模型。

为什么是巳呢？巳如果是一个音高，叫作 FA，因为张仲景所在的汉代是以 FA 调定宫，五音就是 FA 宫生子，子生商，如果这里面 DO，这里就是 SO，这里就是 RE，他的模式就是 FA 生 DO，DO 生 SO。所以如果巳是九寸，九寸三分损一成六寸，附子就是六寸，"附"同"符"，对应汉代的"符"字，《说文》言："符，信也，汉制竹管长六寸，分而相合。"符六寸后再三分益一成八寸，这就是一根弦发出一个音，把弦分成三段，把其中一段拿掉，弦长变成原来的 2/3，这根弦的频率也是原来的 2/3。一根弦的九寸变成六寸，这就是《易经》乾坤二卦用九用六的来源，《汉书历律志》言"九六相生，阴阳之应也"，这就是古人的天人相应之法。"夫阴阳九六，爻象所以出也，故黄钟纪元气，谓之律"，这才是《易经》卦爻之源。

乾坤二卦为什么用九用六呢？ 9 寸比 6 寸相当于 3:2，你看度量衡的重量比例、长度比例、容量比例，比例就是"率"，这个比例就呈现了宇宙完美的和谐律。落在弦长或音高的整数比例，如 3:2、4:3 和 2:1 等，如果 2:1 就是高八度，3:2 就是五度相生，其音高都是宇宙最完美的合声。

我所居住的地球在太阳系中，其实我们双手张开就是太阳系，它本来就是圆，为什么食指这个叫木，对应春天，春夏秋冬四季，分别对应手指的食指、中指、无名指和小指，而拇指就是土，就是长夏，把拇指抵劳宫穴握固，就形成了一个完美的手心圆。所以东南西北，春夏秋冬就是这样来的，小指对应就是北方水，对应人体之肾，是一个力量发动的来源。我们手指用力时如果把小指翘起来，便没办法施力，只有小指扣住掌心才有办法用力。所以，练武之人常常小指甲留长，这样一来，指甲长比较容易扣住掌心，手指也就比较有力量。中土就是拇指，拇指在演化过程中，本来是圆的中心，演化之后跑到外面，很像是说从圆心跑到了圆周了。我们的喉咙其实也对应中土，喉咙不在口腔里面，而是在口腔下方，跟手指一样，跑到外围去了。所以我们身体的五脏六腑，肝心脾肺肾，曾经都有一套原始的圆。只是现在不是圆，变成方了，它其实本来是一个圆的，已经演化出来了。我用手指解释比较容易理解，口腔也容易理解，肝心脾肺肾其实也可以这样理解，里面就是这样的逻辑。我说中药的重量正按着音律比例来，也是跟显示的长度比例一样，形成了一套生命共振逻辑。9寸、6寸、8寸，黄钟生林钟，林钟生太簇，太簇生南吕，就是生命和谐的频率。

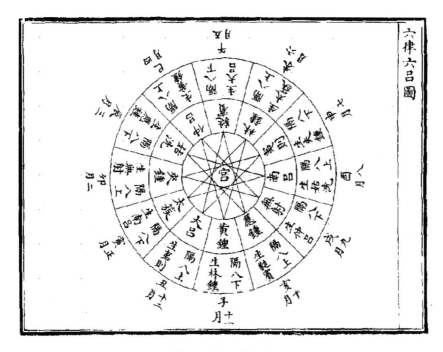

图2 十二律吕图

这张古代的十二律吕图，我画完之后就是一个圆，子丑寅卯定四正，分别是1、2、3、4、5、6、7、8、9、10、11、12，十二单位一圆，如用一根弦的音高表示，12个音符就有12个半音，在古代就用子丑寅卯辰巳午未申酉戌亥表示。第一就是子，这个音用弦长9寸当作DO，6寸就是SO。DO是排名第一的，SO是第八位，子是DO，丑就是#DO，然后寅是RE，以此类推。所以你看，DO变SO不就子变成未了吗？就看你是用时间还是空间的概念。

张仲景的《伤寒论》为什么用113方，这是古代秘传之法。113是圆周率的分母，355/113就是圆周率，从古到今只有一本书里面有记载，记录在《隋书》里，由数学家祖冲之所提出。古代如何把一个圆画出来，以前没有圆规，圆是怎么画出来就是一个大问题，大家知道古代把数字1到5称之生数，6到10叫成数，生数1、3、5为阳，天为圆为阳，所以，一个天的圆周率组成基数，就可用天数之生数表示之。

取1、3、5生数，135两两分裂成双，变成113355，从中切开，形成两数113与355，而355/113这样就形成了一个宇宙完美的圆周率，准确到小数点第6位，祖冲之的圆周率也称为"密率"，早于西方一千多年。所以，只要把小米直排113颗当直径，圆周排355颗小米，这样就会形成一个完美的圆，直径是113，圆周是355。如果要比较简单的圆周率，则是直径7，圆周是22，也可以形成一个圆，这个圆周率叫"约率"，而祖冲之发现的比较精准，称之"密率"，也叫"祖率"。

所以，《伤寒论》之所以用113方，因为113是一切圆的分母，象征一切生命之母，113也是药之母，药之本。而用了96味药，我认为96就是9寸生6寸。就是黄钟生林钟的音高变化，化成《易经》卦象思维，乾用九，坤用六，是隔八相生的展现。113方中含有附子有18方，18对应地支就是子未，一就是子，八就是未，隐藏了子生未之法，这是中医看待生命物质的模式，这些都是我自己想的。因为我认为，古人费尽心思出书，谈天人相应，应该是一以贯之的学问。不然，100多方怎么会刚刚好定在113方，用药为什么刚刚好定在96味呢？并且96味药中，用附子的就有18方，在这个时间方位里面，《伤寒论》这书我想应该有它立法的思维。

还有很多想讲，但时间实在太短了，我今日的分享就到此，谢谢大家！

孙永章：大家听得非常入神，今天晚上，赖老师用了大概2个小时的时间，给我们上了一堂非常生动的课。我相信这堂课内容太庞杂，贯穿了中华文化五千年的历史，涉及天文、地理、音律、文学等，无所不包。可能每个人的文化底蕴不一样，不一定完全跟得上。那我们今天安排这样一堂课的目的意义何在？实际上把赖老师请到扶阳论坛上来，就是想引导参加扶阳论坛的代表回归到中华文化的根上，去明白中华文化关于生命的理，就是刘力红老师再三强调的从理上认识扶阳。这2个小时涉及了太庞大的体系，在座的学员回去都要补很多的课，才能真正学懂《伤寒论》，真正学懂《黄帝内经》。刚才简单的"巳逆汤"，如果哪一位代表有心的话，可以按照赖一诚老师巳逆汤的来源做很多研究，里面的知识点太多了，每个点都可以引申出来做一个深刻、系统的学术研究。

我们常听到很多人讲，在这样的历史节点上，中国人要有文化自信。

扶阳论坛 ⑦

日月之弦　符阳之法——中国古音律的阴阳生命思维

今天晚上听了赖一诚老师的课，我觉得我们找到了文化自信的根。我们中国五千年的文化有一套自己看待生命、看待疾病、看待宇宙的逻辑体系。这套逻辑体系是每个人可以一点点地去学会和积累的，它不是看不见、摸不着的。所以我觉得我们每位中国人都要把中华文化的体系捡回来，不懂的要慢慢搞懂，这是我们每个人的责任和义务。

还有一点，我认识赖一诚老师后，感觉到有一种紧迫感。在认识赖一诚老师这短短半年的时间里，我邀请他到大陆参加了三四场活动，医圣故里的南阳，有一个国际论坛也想邀请他去讲。为什么这么多的论坛请他来讲？我觉得是因为他对中华文化有深刻的、系统的、逻辑的认识，这是大陆目前还比较缺乏的。孔子是对中国当代人有很大影响的，但遗憾的是他的思想绝大多数还暂时停留在形而上、文化的层面。我觉得通过赖一诚老师的思想，可以把很多形而上的思想、文化的思想落地，能够真正将对中医的认识，落到文化之根的逻辑体系里面，使扶阳思想完全回归到中华文化的沃土里面。关于这一点，在多次的扶阳论坛当中，广西中医药大学的校长为扶阳理论奠定了一个很好的基础。我希望通过不同专家的解读，能够引领参加扶阳论坛的每位代表，真正回归到中国文化的传统思维里面，为中华文化的伟大复兴，尽到每个人的努力和责任。

这是我把赖一诚老师引荐到大陆讲课的目的，也是这次引荐到扶阳论坛上来讲这样一个看起来跟治病、处方没有直接的关系的原因。但是从他解读《伤寒论》的"巳逆汤"里面，看到他讲的每堂课、每个节点、每个知识点都跟扶阳有密切的关系，跟中医有密切的关系，甚至是一体的。

让我们再次以热烈的掌声感谢赖一诚老师的精彩演讲。也请赖一诚老师再来一首天籁之音结束今天的精彩演讲。

扶阳论坛 ❼

日月之弦　符阳之法——中国古音律的阴阳生命思维

《伤寒论》的扶阳研究

吴雄志

（2015 年 11 月 14 日下午）

孙永章：今天的这位嘉宾，在年轻一代里面，我称之为"中西汇通的领军人物"。他本身是肿瘤专业的西医博士，但是他的中医功底是童子功，可以说对中医经典信手拈来。并且他自己在微信群上开了 14 个 500 人的微信群，每星期都在微信群里免费讲课。

我觉得吴老师非常有担当，他作为一个专家，把他的讲课费还有出书的费用捐给深圳医院基金会设立了专项基金来推动中医、培养青年中医，这种举动是很难得的。下面让我们以热烈的掌声邀请吴雄志老师演讲！

吴雄志：谢谢大会主席，谢谢各位专家！今天我们探讨一个话题——扶阳。这是一个很大的话题，我自己就是一个中医票友，只是对中医感兴趣而已。我就从一个票友的角度，来探讨一个比较大的话题——关于扶阳的问题。扶阳其实早在《黄帝内经》里面就有很多的说法，《伤寒论》关于扶阳的研究也特别多。一直到明清，那时扶阳在四川就非常流行。清代出了一个很杰出的人物郑钦安，他把很多东西公布出来，乃至形成了扶阳派。

今天我们回到《伤寒论》，看看其关于扶阳有一些什么说法。要扶阳的话，首先要搞清楚一个问题——什么是阴阳？关于什么是阴阳这个问题，我们教科书上的解释大家都知道，阴阳互根、阴阳互化、阴阳对立统一等等，其实它是一个哲学概念。中医把阴阳五行，把中国古代的哲学概念，引用到了医学。阴阳五行实际上是东方传统的一个哲学概念，当我们把哲学概念引到医学后就有一个问题，哲学在科学范围内是不能被证伪的。究竟阴阳落实到人体身上，什么是阴阳，这是第一个需要去探讨的。只有在人体身上清楚了什么是阴阳，那我们对阴阳的认识才会更加准确一些。

我们曾经对阴阳提出了一个看法。根据《黄帝内经·素问》第一篇《上古天真论》，提出了阴阳和生命之间有什么关系？从《上古天真论》对生命有了一个基本的概括，这个概括有助于大家认识生命。首先《黄帝内经》讲"两精相搏谓之神"，两精相搏来自母亲的卵子和来自父亲的精子，各带一套染色体，男女交合，两精相搏，就是精卵相受，这两个来自父本和父本的染色体就合二为一，阴阳交媾，阴阳交媾后就形成了西医讲的受精卵。交媾之后要化生五行，金木水火土，心肝脾肺肾。有五行之后，"形"就有了。人是有躯体的，如果没有躯体的话，我们说他不是人。这个躯体就是阴阳化生出来的五行，金木水火土。有金木水火土，有心肝脾肺肾，不见得是活人，死人也有心肝脾肺肾，只要它没腐败之前都是有心肝脾肺肾的。五行要运化六气，风寒火热燥湿六气。五行运化六气的过程，由五行产生风寒火热燥湿的过程，中医叫气化。有气化才有一个活的生命。

五行怎么运化成六气呢？传统解释说火有两端，火和热就成了六气。五行运化六气的过程我们叫五运六气，中医又叫气化。是怎么完成呢？是以脏腑为加工厂，以气血精津液为原料，以六经为通道，气血精津液在脏腑里面发生了物质能量与信息转化，产生风寒火热燥湿六气。如果要类比西医的说法就类似于新陈代谢，伴随着物质能量信息的转化。

五行化生六气的过程发生生长化收藏，就是生化的过程，生长化收藏。最初是合成代谢大于分解代谢，人就不断长大。然后分解代谢大于合成代谢，人就不断衰老，发生生长壮老已，最后死掉。阴阳离绝，精气乃绝。《黄帝内经》讲生命就是天数，人的命是有天数的，多久呢？以哺乳动物类比，其他的哺乳动物跟人的寿命比，大概是 200 ～ 300 岁生命就没有了。《上古天真论》还说有的人能突破天数，咱们知道通常女子七七、男子八八后就不能生育了，但是有的人七七、八八后还能生育。书上写还有人活 300 岁还不死，可能有，但我们也没见过。

大体人的生命就是这样的过程，在这个过程中是有生物节律与生物周期的。什么叫生物节律？就是五行运化六气的生命过程受环境的影响。大自然有白天黑夜、春夏秋冬，人的生命活动为了适应环境，适应月亮围着地球旋转，就形成了生物节律，这就是我们讲的天人相应。

人有两个生物周期。一个生物周期是生命周期，就是从生到死的过程。第二个周期是生殖周期，27 岁、28 岁到 77 岁、88 岁，这时候能生孩子，繁衍后代。所以人活在世界上要做两件事情。第一个要活；第二个要生孩子，完成自己的生殖周期，这是对社会的责任。这就是我们大体上讲的，人从两精相搏到阴阳离绝，两套染色体合二为一，到最后阴阳离绝，人就死亡了，这是生命最基本的过程。在这个基本的过程里面，阴阳起了很重要的作用，驱动了生命的形成，这是对生命简单的认识。

这个过程我们怎么认识？一个有躯壳的人，有五行，金木水火土，包括五脏和六腑，我们知道藏象里面讲脏和腑。六腑在《伤寒论》里面归在三阳，三阳为腑，三阴为脏。六腑是什么关系呢？气血精津液在经络，少阳、太阴、阳明、太阴、少阴、厥阴。在经络的传导因素下，在五脏里面发生物质能量信息的转换，产生风寒火热燥湿六气。而这六气与自然界的风寒火热燥湿相适应，我们叫天人合一。所以这个过程是阴阳化生五行，五行又化六气，这个过程以脏腑为气，经络为道，气血精津液为原料，产生风寒火热燥湿，并与自然界相互适应的过程。

这个过程我们要认识生命，就需要理解《黄帝内经》里面的阴阳。比如《素问·阴阳应象大论》，应该一个字一个字地去抠。如果大家要做扶阳，就要深入地理解它。《阴阳应象大论》："阴阳者，血气之男女也；左右者，阴阳之道路也；水火者，阴阳之征召也；阴阳者，万物之能使也。故曰：阴在内阳之守也，阳在外阴之始也。"要深入理解这段话，我们就要从肾精开始，肾精化生出肾阴和肾阳。为什么呢？因为肾阴和肾阳还是功能，肾精反映形质，肾阴和肾阳在中医有时候也叫水火，真水真火。

真水和真火之间是什么关系呢？真火影响我们的营血，形质就形成了，阴成形，阴虚跟形质有关系，真水跟阳化气有关系，这两个其实是反在一起的。因为我们具体分形和气，形是我们躯壳，气是我们的代谢，我们叫阴成形，阳得阴制可以成形；阳化气，阴得阳化而化气。真水怎么跟肾气有关系，跟阳化气有关系。举个例子，搞扶阳的人就会经常说，锅里装着一锅水，下面用火一烧就冒气了，所以阳化气的过程是阴得阳化而化气。

举个例子，我有一个学生是得了荨麻疹，用清热解毒不见效，就发微信问我怎么办？我说这是典型的阳虚，要吃麻黄附子细辛汤。吃了两付，荨麻疹退了，但是还有一些荨麻疹退不掉，后面的三付药不见效了。他又问，老师怎么治？我说这是我们扶阳面临的一个很大的问题，因为我们扶阳的时候，很多人会发现附子太好使了，一用药便能立刻改善，但吃了一两年还是治不彻底。大家有没有遇见这种情况？可能前面一个星期的药物非常有效，但是再后来吃一月两月三月疾病都不见缓解了，这是什么原因呢？就是我们的阳气要温上来的时候，需要阴得阳化而化气。所以我就告诉他，在麻黄附子细辛汤的基础上加地黄，加上 30g、60g、100g、300g 地黄，很快你的阳气就上来了。

扶阳论坛⑦

《伤寒论》的扶阳研究

地黄是什么药？地黄是一个阳明药，更是一个温阳药。当你要温阳的时候，地黄是一个非常有力的武器。你要让锅里冒泡首先锅里要有水。所以麻黄附子细辛汤我经常加的药就是地黄。但是麻黄附子细辛汤加地黄有出处吗？有，金匮肾气丸就是附子配地黄，金匮肾气丸就是告诉你阴得阳化而化气的。所以慢性荨麻疹阳虚的人，要快速缓解他的荨麻疹，麻黄附子细辛汤就够了，可是要进一步治愈疾病就要加地黄了。所以我们不要把《伤寒》和《金匮》割裂开，同一个病《伤寒论》告诉你要用四逆汤，而《金匮》告诉你需要冰片，少阴虚了要用金匮肾气丸。

一个容易反复感冒的人，阳虚性感冒一来，首先是用麻黄附子甘草汤，几付药感冒就好了。好了怎么办？还用麻黄附子细辛汤吗？好了，就要恢复形质，就是阴得阳制才能化气。假使你用附片，用了30g很有效，可是用到100g效果都不再增加的时候，不见得你的附片要用到1000g。我见过有的老师附片用得最多的是一付药用到700g，但是疾病还是不能彻底治愈。这是没有搞清楚水和气的关系，水化为气需要阴得阳制。

我这里讲的真火跟营血有关系，火跟血怎么会有关系呢？当然有关系了，阳得阴制而成形，如果阴不能制阳，这个人就会有虚火。病人表现为阴虚火旺，表现为形体瘦弱。大家知道，阴虚的人都偏瘦。所以阳不能得到阴制，就不能成形，化生营血。这种情况下，阴虚的人要以阴练阳。这边说了要以阳化阴，这边说了要以阴练阳，阴虚火旺的人形体消瘦就是这个原因。

在男女上也有不同。男女上怎么不同呢？比如说生殖周期，首先要性交。男子的勃起，我们叫阳驾驭阴，相火必须发动，发动后不见得能勃起。很多阳痿患者性欲却很强，大家见过吗？阳痿不见得没有性欲，有很多阳痿患者是性欲低的，但还有很多阳痿患者是性欲很强的，也可以阳痿。这种情况下，性欲强的阳痿虽然中火发动，但是阳不能驾驭阴，不能作用在生殖器上。因为阳驾驭阴要使海绵体的血管扩张，血液下注于阴茎，才能勃起。即便他很想，但是他的血液不能注于他的生殖器，他的阴茎是不能勃起的，所以阳驾驭阴这是男性的特点。

女性的特点是什么，女性的特点是水火交济才会有月经。大家注意观察女性你就会发现，病人找你看病，你一看舌尖有芒刺，首先要问她是不是睡觉不好，如果她说睡觉很好，就知道她马上要来月经了。一旦舌尖的芒刺退下去，月经就下去了。心火往下一走，这时候月经就下来了。所以大家看门诊的时候，病人舌尖红，你问是不是失眠，她说没有，她的心火是正常的，不是心火，那这个人就是要来月经了。怎么办？摸脉，或者摸脚指头，太冲脉有力的马上要来月经了。一旦心火下潜，月经就下来了。

所以女性和男性是不太一样的，是有区别的。你看这个中火，《金匮要略》用的是桂枝、附子或者是肉桂，当时没有分，可以去思考。水用的是三补，地黄、山药等，是三补和桂附在一起。所以金匮肾气丸大家去琢磨，它是很有意思的，它跟四逆汤是不一样的。一个是急温之，一两付就能缓解病情，一个是要吃就要吃100天的。后者走到哪里去了？走进去就是张景岳的那片天地，四逆汤走出去就是郑钦安的那片天地。所以郑钦安那片天地很有效，见效快，张景岳的办法虽然慢一点，但是张景岳不笨，他能够治疗疑难疾病，虽然见效慢，但是很有效的。各有所长，温和补不能分成两家，过分强调张景岳或者过分强调郑钦安都是有问题的。

当然这个过程反映到左右，就是客火。中医讲的"主客"学说，客火就是讲的病气，就是讲的内生五邪，真水真火讲的是我们的气血津精液，又叫主水主火。有一个主客学说，客火三泻，去泻它，客水也是通过三泻去泻它。这里是黄芩、黄连、黄柏去泻它的客火；寸、关、尺，心肝肾对应着黄连、黄芩、黄柏、阿胶、白芍、地黄。这里的肺脾肾寸、关、尺对应着麻黄、白术、附子、黄芩、人参、山药。所以这个关系是比较复杂的，如果对应上去就会比较简单。摸着寸脉细数没有力气，就对应地黄。治疗失眠的方就是黄连配地黄，那就是黄连阿胶汤，就可以把处方写出来。

阴阳有制化的问题，大家知道中医讲制化，讲的是五行。我们中医一提到制化就讲五行制化，很少有人去讲阴阳制化的，实际上阴阳是有制化功能的。阳化气，阳加于阴谓之化，阴得阳化而为气，以阳化阴。金匮肾气丸用三补的基础上加桂、附，当温阳老是温不起来时，你去想想金匮肾气丸，为什么用三补再加桂附，以阳化阴，阴化为气。这时候阳气是能够得到恢复的，而不完全是用四逆汤的思想。

前面说化，后面说制，水火既济谓之制，就是水来制火才能够水火既济。如果不能水来制火的话，就会出现形体消瘦，阴虚火旺。刚才讲了，女性月经的机理，女性排卵期后，相火发动，孕激素水平升高，女性的第一表现是排卵后体温升高。同时，孕激素又导致子宫充血，大量的血液灌输在子宫，子宫内膜增生是由孕激素水平增高引起的。当孕激素水平撤退的时候，就会出现子宫内膜的脱落，我们叫"火降血下"。这时候舌尖的芒刺一下子消失，月经就下来了。

　　这种情况下很简单，我们有一个通经汤，吃一付药月经就来了。有的吃了又没有效，主要是看舌尖，月经不下，舌尖红的，用 60g 牛膝，月经立马就可以下来。或者摸其脚上的太冲脉比较盛的，月经立刻就能下来。为什么有的又没有效果呢？是因为子宫内膜没有增生，它不是一个增生期的子宫，用了通经汤就没办法见效，这种情况就要补。如果已经子宫内模增生、充血，舌尖红，然后月经不下来，或者是乳腺胀痛都有了，通经汤或者单用牛膝 60g，一付药也就能下来，月经就通了，就是这个原因。

　　我们前面讲了，"阴阳者，血气之男女也"，阴阳气血，形和气都是密切相关的。往前说是阴与阳，往后说是形与气，再往后说是血与气，都是打通的，那个图都讲了，阴阳气血形气都是打通的。

　　我现在给大家讲一个案例去理解阴阳，这是《黄帝内经》的话："阳气者，若天与日，失其所，折寿而不彰。"卵巢癌大家知道，是一个中医的典型阳虚的肿瘤。既然卵巢癌是中医讲的阳虚，是不是冬天卵巢癌病情就会进展呢？我们研究发现，如果卵巢癌冬季复发的，卵巢癌的生存期是更短的，愈后是更差的。我们中医讲天人相应，机理是什么？大家知道体内有一个物质叫维生素 D3，其受光照影响，夏天光照强的时候维生素 D3 的水平就高，冬天光照低的时候维生素 D3 的水平就低。而维生素 D3 对肿瘤有内延性，当肿瘤的细胞数量很少的时候，它能够抑制肿瘤的生长。但是当卵巢癌的细胞数量大的时候，就不能发挥这个作用了，因为肿瘤细胞太多了。我们讲冬天光照少了，导致血液中的维生素 D3 的水平低了，导致肿瘤细胞活跃，然后复发，最后愈合更差。中医讲的内脏肿瘤和外界是密切相关的，天人相应是有物质基础的。我个人受西方科学影响浓厚一点，我不主张把中医特别玄学化，如果你说的理论有它的科学性或者合理内涵，你就应该把内涵找出来。我们说得很清楚，就是冬天光照少了，维生素 D3 的水平低了，导致肿瘤活跃，所以它的复发会影响它的愈后。我们相关研究的文章发表在了西医的杂志上，天人相应观是有物质基础的，不是单纯的从理论上认识的。

　　我们前面讲了理论，说怎么认识阴阳，现在还没说清楚什么是阴阳。我现在跟大家说什么是阴阳。先搞清楚什么是阴阳，对我们认识扶阳有很重要的意义。我们先从"阳化气，阴成形"开始说。实际上 90 年代就开始研究"阳化气，阴成形"与肿瘤的关系，那时候有很多反对的声音。阳化气，我们说人体是一个耗散结构。所谓的耗散结构，人体要不断地消耗，然后还有组织结构，这个组织机构就是我们讲的吃饭，活人就要吃饭、喝水、呼吸，要消耗氧、水和糖、脂、蛋白质，这是必需的。是活人就有新陈代谢，就有消耗物质和能量的过程。

消耗物质和能量的过程中医叫气化。但是人不光有气化，如果心肝脾肺肾都没有，还要完成气化比较扯，一个正常的人必须要有心肝脾肺肾才能完成气化的过程。这个过程从物理学上讲就是一个典型的耗散结构。形与气的关系，我们叫"阳化气，阴成形"，这是怎么完成的？我们要与环境相适应，完成新陈代谢，首先有一个交感神经和副交感神经使人的活动与外界环境相适应。什么叫身体活动与外界环境相适应？举个例子，今天我们在这里讲课，有一位同志看上前面的女生想去接触她，但是他又不敢，因为老师在台上，他很紧张，心脏呼呼地跳、冒汗、瞳孔放大，这就是交感神经兴奋，阳气出来了的表现。然后这个女生她觉得这个课讲得太烂，拎着包走了，这个男生就没有寄托了，就在那里打瞌睡了，他的阴就出来了，就表现为副交感神经兴奋。你在上面讲得很热情，他在下面打瞌睡，等一会儿老师生气了，走到他面前，他立马瞳孔放大、冒汗、心跳、紧张，他又是交感神经兴奋。这个过程是交感和副交感神经调节他的 CMP 和 CGMP，最后表现为功能的兴奋和抑制。当功能活动兴奋的时候，表现为消耗；功能活动抑制表现为合成，这就是我们讲的化气和成形。意思就是我们吃了 1500g 粮食，只消耗了 1000g 粮食，剩下的 500g 长肉去了，这就是阳化气阴成形的过程。一个人从小孩长成人最后又死掉，这是我们生命的一个基本过程。所以阴阳是有确切的物质基础的。阴阳的物质基础是什么，交感和副交感神经可以表现为阴阳的物质基础，CMP 和 CGMP 也可以表现为物质基础，人体的兴奋意志可以表现为物质基础，对能量的消耗和合成也可以表现为阴阳，我们的化气和成形也可以表现为阴阳。阴阳首先是有物质基础的，虽然是哲学概念，但是落实到人体上是有物质基础的。只不过是在不同的层面上，物质基础不同而已。CMP 和 CGMP 就是物质基础吗？可以说是，也可以说不是，是在信号通路的层面上是，如果在更广的层面上，它不是的。其实它还有物质基础，这是第一个问题。

第二个问题，当我们认识到阴阳的物质基础后，我们先讲第一个临床操作的问题，三阴阳虚。我们讲的三阴阳是在经、在腑，大家都知道，三阴是寒化、热化，这是《伤寒论》的六经辨证。其实我认为这个提法是错的,《伤寒论》是六经辨病,不是六经辨证,辨太阳、少阳、阳明,六经哪是辨证的?是辨病的,最多是辨证和辨病相结合的。六经辨病怎么辨,先辨阴阳,辨病发于阳,病发于阴。病发于阳,就是太阳、少阳、阳明,病发于阴就是太阴、少阴、厥阴,这都是辨病。辨完病再辨什么?辨证,辨什么证?三阳在经、在腑,三阴寒化、热化,也就是说三阴都有阳虚。三阳的阳虚怎么辨,太阴脉浮缓大,如果是一个浮、缓、大而无力的脉,这是在太阴;而少阴脉微细;厥阴脉弦细欲绝,或者说是弦脉,弦而无力。三阴都有阳虚,所以我们在温阳的时候,第一个首先要想的是一个阳虚的人,究竟是什么阳虚了。

举个例子,假使你用了 700g 附片,阳气都没有恢复,你想想是不是少阴阳虚,有没有可能就是厥阴阳虚,有没有可能就是厥阴寒化证呢?如果你用了真武汤,她的卵巢癌在生长,有没有可能就是一个温经汤呢,就是一个厥阴阳虚呢?

我们说一个最简单的例子,比如说腹胀不想吃东西,不想吃东西能吃什么,病人说不能吃冰糕和西瓜,这可能是太阴阳虚。太阴阳虚的特点是什么?你如果摸到其手脚冰凉,还是在太阴吗?手脚冰凉四逆证,要么它就是上去了,要么就可能是少阳,只要是一个虚证,至少到了少阴或者是厥阴。病人说用了附片还不见效,你去摸他的脉,脉都摸不清楚了,或者是脉弦而无力的时候,是厥阴,至少要加丁香、肉桂、小茴香之类的,病到厥阴去了。

当我们用了几百克附片,用了几个月病都不见好的时候,我们一定要去思考这里面的问题。我们不主张要让病人吃 3 个月、5 个月或者是 3 年、5 年,大剂量的附片使用都不收功那是有问题的。所以,第一,要辨什么,要辨三阴阳虚,这是我们要辨的第一个。

太阴的特点:伤寒,手足自温者,系在太阴。太阴的特点说得很清楚,手足自温在太阴,手足都是暖的。如果手是冰凉的是虚证,到了少阴或者是厥阴。我的老师治过一个患者,夏天穿棉袄,前面都是扶阳,四川很多扶阳的名家都是附片,按照扶阳的特点,经常用附片,但这个患者的脉是弦而有力的。段老师说这不是虚证,是少阳证,用龙胆泻肝汤,三付药病人就把棉袄脱了。为什么这个药有效?跟四逆散是一个道理。前面找到很多大夫看,后来在这里三付药棉袄就脱掉了,阳气在里面,那是实证,而我们很多人辨的是虚证。

我们还是反复地讲如果病在太阴就有一个特点，手心是发热、潮湿的。我们摸脉的时候首先要过手，过一下手再去把寸关尺，一过手就会摸到手心和手背。太阴病的特点是手足自温之，如果病人的手心是发热、是潮湿的，第一步就要断他是不是病在太阴经。还有一个病也可以手心潮湿，阳明病，如果是阳明病，比如的大便是不好解的，你就问他你大便如何。或者你摸病人的脉，如果是一个沉的脉，因为我们知道阳明的脉是沉的，病就在阳明。如果不在阳明，一定在太阴。为什么手心出汗是在太阴？因为手心中医有一个穴位叫劳宫。中医的名字就是这么命名的，就是太阴虚了，所以叫劳宫。中医和中药的名字都是非常有意思的，比如说中医的牛蒡子，又叫大力子，所以牛蒡子又用来治疗疲乏。很多中医的名字都是这样来的，一旦你知道它最初的名字所指，就往往知道它的特殊功效，这就是劳宫。

有一天来了一个病人，一搭手心潮，手背凉，跟学生讲手心潮桂枝，手背凉附子，开了桂枝加附子汤。过了一两周，又来了一个病人，手心潮，手背凉，学生就说老师是桂枝加附子汤，我说不是。手背凉在三阴至少是在少阴，你可以用附子，你还可以用厥阴的药，还可以用吴茱萸。这个病人可能是厥阴，因为其口唇爆皮，桂枝加吴茱萸就是一个温经汤。所以跟上周看的病人多了一个口唇爆皮，她得的是什么病？是卵巢癌，那就是一个温经汤证。所以你们看中医多简单，不用辨得很复杂，辨得越复杂越迷茫，单刀直入看病是最简单的。

实际上温经汤跟桂枝加附子汤的区别就是，一个用桂枝配附子在少阴，一个用桂枝配吴茱萸在厥阴，所以看病是很简单的。少阴阳微与阴细，咽痛干呕但欲寐。脉微指的是没有力气，我们知道脉搏的力量来自心脏的收缩，心的收缩量增加，脉搏就有力。少阴阳虚的人，肾上腺皮质激素是不足的。肾上腺素分泌降低，这种人的心脏收缩力量不强，脉搏没有力气，表现为微脉。细是阴虚，因为阴虚血脉不足，血管收缩才能维持血压，所以脉搏对阴虚的人表现为细脉。阳虚也可以细，阳虚有寒的人，也可以表现为细。如果寒象不重的人，不表现为细脉的阳虚的人，阳虚有寒的表现为疼痛。正常情况下阳虚就是一个没有力气的脉，而阴虚由于容量不足，它的脉表现为细脉。所以"少阴之为病，脉微细"。

我们去查房的时候，首先看到两种病人，大白天的去查房，病人在打瞌睡，首先想到他是少阴病。还有一种病人就是对查房大夫爱搭不理的，首先就想到这是少阳病。默默不欲饮食，你跟他问话都不爱搭理你，很可能就是少阳病。既表现为不想睡觉，也表现为睡不醒。咽痛干呕可以表现为嗓子疼，少阴咽痛证讲了一堆处方，甘草汤、半夏泻心汤等都是少阴咽痛证。咽痛干呕就是恶心，想吐吐不出来，老百姓叫恶心，它也是少阴的一个特点。如果病人没有食物吐出来，单纯干呕，很多都是少阴病。

　　"附子但向腰间求"，用附子的特定表现为腰疼，腰部不适。"人参还是背中虚"，人参在自阳虚，可以摸得到。有一个汤叫白虎加人参汤。四逆汤加人参证的表现是什么？附子汤和真武汤怎么区别呢？所以其背后寒的人，"人参还是背中虚"，就可以加人参。为什么这两句放在一起？因为我们知道，阳不离气，气不离阳。如果温阳效果老不好，病人觉得疲乏，整点人参进去，他的疲乏很快就改善了。人参配附子，见效就比附子要快，阳不离气，气不离阳。如果气虚的人补气老不见效，稍微扔一点附片进去，补气的作用很快就会增加。这个关系很复杂。

　　"浮缓即是桂枝证，沉迟附子温阳气"，这是把浮脉和沉脉对举。为什么说"沉迟附子温阳气"？举个例子，一个人得了感冒，如果脉沉怎么办？假使这个人得了感冒，感冒应该是什么？"太阳之为病，浮脉。"太阳病的特点是一个浮脉，大家知道太阳病脉为什么浮吗？上面是太阳，下面是少阴。太阳的特点是什么？寒气至之，所以它多伤寒。太阳的特点是热气之致，太阳的本证就表现为热寒，一旦少阴的热气出来就表现为发热。恶寒发热就是这样的。少阴的热气出来就表现为发热，太阳本身的少阴热气出来就表现为发热，而且脉浮。

　　如果少阴阳虚的感冒有两个特点，一种人是不发热的，也有发热的，《伤寒》叫"反发热"，用麻黄附子四逆汤。也有不发热的，用麻黄附子甘草汤。还有一个特点就是脉沉，得了太阳病脉沉的，是少阴阳气不够。你知道西医怎么解释吗？西医说感冒后，肾上腺素分泌增加，导致脉搏比较浅，中医认为是阳。所以这些我们中医说得很复杂的东西，换一个角度理解并不复杂，这是阳。西医说肾上腺素增加导致脉微表浅，中医讲的脉浮。中药也有肾上腺素作用，大家知道是麻黄，麻黄碱就有肾上腺素的作用。所以"沉迟附子温阳气"，就是少阴阳虚的问题。把机理搞清楚了，再去看辨证，"表脉反沉麻附甘，阳气虚弱多两感，反热即向细辛求，但寒不热病缠绵"。如果得了感冒只恶寒不发热的，感冒不容易好，要温阳。"反热即向细辛求"，少阴病发热专用的药是细辛，该用的是麻黄附子细辛汤。只要见了少阴病，如果半夜发热的就是细辛。比如说是一个少阴的表证，用麻

扶阳论坛 ⑦

《伤寒论》的扶阳研究

75

黄细辛汤；如果是一个里证，把麻黄去了用大黄，那就是大黄附子汤。这是非常简单的。张仲景这个人非常单纯，书上面都是这种很标准的规律，处方规律极了。这样去理解它，就会觉得他的处方非常的简单。这种处方我可以给大家举出很多，基本上处方都是这么配的。如果胸口闷不舒服，半夏、桂枝可以治疗胸痹，也可以治疗阳虚的。如果不是阳虚的，有热的怎么办？桂枝去黄连。《伤寒论》的处方都是这么变化来的。"反热就向细辛求"，六经都有减热剂，太阳是麻黄配桂枝，阳明是石膏，有阿司匹林石膏汤，少阳是黄芩配柴胡，这是三阳的减热剂。三阴还有减热剂，太阴是黄芩配甘草，少阴是细辛配附子，厥阴是乌梅。

张仲景的处方甘草干姜汤，大剂量的甘草治疗咽喉干燥，手足发热，出现气虚的症状，为什么不叫干姜甘草汤呢？是因为太阴盖火是用甘草来盖，30g甘草就可以把太阴的火来盖住。如果甘草不够加黄芩。这跟桂枝汤的区别是什么？重用芍药还有甘草。实际上我就用黄芩和甘草两味就可以除太阴的热，只不过如果表现为形体衰弱，黄芩更加具有健脾胃的作用。单纯的除热，单纯的气虚生大热，黄芩、甘草就可以了。如果不用黄芩，甘草就可以盖火。为什么大剂量的甘草能盖火？内伤发热，相当于给你吃5mg的药就能退你的低热。我们是从西医的角度来讲，中医不讲这个，

比如说我们辨少阴阳虚，很简单。这个病人走进你的诊所，目光炯炯，瞳孔放大的，是一个湿证、热证。如果这个人的瞳孔很小，就是阳虚证。看瞳孔大小就可以看命门。当瞳孔放大的时候，是目光炯炯的，是精神的状态。当瞳孔缩小的时候，看别人是没有精神的状态，这是一个阳虚的。机理是什么？交感神经兴奋，瞳孔放大；副交感神经兴奋，瞳孔缩小。所以交感神经兴奋的时候就表现为一个很特别的状态。举一个例子，人极度愤怒的时候，就是交感神经兴奋，就表现出阳气很壮的状态，它是有特点的。很多时候望病人第一眼的就可以辨他的证，病人一走进诊室，你大体上就知道这是一个什么证的病人。

再举个例子，西医判断交感和副交感神经，可以在皮肤上划一个痕，如果划出的痕是白色的，要很久才消失，是副交感神经兴奋；如果划出的痕是红色的，是交感神经兴奋。阳虚的人偏白，有热的人偏红是一样的，其实辨证的方法有很多的。还有肾阳虚的人表现为脸色发青，这些人都是副交感神经兴奋。中医讲的阳虚的人，脸色不好，跑来看病，一看就是阳虚，这是很简单的。

我们也做了研究，麻黄能治癌症。《神农本草经》说麻黄破癥瘕积聚。《外科症治全生集》就用麻黄来治癌症，阳和汤来治乳腺癌。天仙子，也是用来治疗癌症的。我们就把它拿出来研究一下，我们受到阳和汤的启发，因为麻黄就是麻黄碱，麻黄碱兴奋肾上腺神经，兴奋交感神经，导致CAMP增加，抑制肿瘤生长。山莨菪碱，作用是相反的。麻黄碱对SKBR3细胞就有抑制作用。这种阳虚型的肿瘤就可以考虑使用麻黄碱，所以说麻黄能够治乳腺癌。但是有一个缺点，用麻黄治乳腺癌，剂量比较大，而麻黄的剂量大了容易出问题。麻黄发表后，有可能拔人的肾根，尤其是肾虚的人，一吃把病人吃倒了，尤其是治乳腺癌，麻黄尽量要大，不拔肾吗？加熟地黄，麻黄可以自用，这是什么处方，这就是阳和汤，再加肉桂温阳。为什么用肉桂不用附子呢？因为乳腺癌长在皮下，以皮治皮。现在研究肉桂里面的桂皮醇治疗皮肤肿瘤、乳腺癌有效。传统的中医不讲这些成分，而是以皮治皮，治皮肤的疾病用肉桂。这就是麻黄附子甘草汤加熟地黄，思想上是一样的。如果遇到哮喘、过敏性鼻炎等，用了麻黄附子甘草汤之后不见好，刚刚开始好，最后好不彻底，就加地黄进去，跟这个阳和汤是一样的，机理相同，没有区别。有一点区别就是照顾到药物的特异性，治疗的疾病不同。这其实就是一个阳和汤，熟地黄在这里能防止麻黄拔肾。第二个，肉桂配熟地能起什么作用，运柔成刚。一个养阴的药，加上温阳的药，以阳化阴就能运柔成刚，增强温阳的疗效。

为什么要这么用呢？为什么跟麻黄附子甘草汤不一样呢？那是伤寒，那是急性病，急温之。这是慢性病，要长期吃药，先温后补，道理是一样的。所以我们需要深刻的理解八味肾气丸，为什么桂枝附子配三补？将《伤寒杂病论》分为《伤寒论》和《金匮要略》是有弊端的，因为分成两本书以后，它的知识就脱节了。张仲景实际告诉了我们急性病怎么治，慢性病怎么治，但是分成两本书后，很多人认为是没关系的，就脱节了。出现四逆汤证用药后，上吐下泻的病缓解了，之后就开金匮肾气丸给病人吃。用了麻黄附子甘草汤，感冒好了后，应该开？？给病人吃，吃3个月体质就可以改善。所以把《伤寒杂病论》分成两本书就有问题。

《黄帝内经》说："审其阴阳以别柔刚。"下面就基于我们的"五制熟地法"，来告诉大家如何"审其阴阳，以别柔刚"。熟地可以用五制熟地法来增强熟地的疗效。

第一个大法是以柔克刚。以阴灭阳，柔可以克刚，治阴虚火旺。如果阴虚比较严重的，就用人乳去泡熟地，泡胀后炒干，就是乳制熟地。如果火旺，热比较重的，就用童便泡熟地，以后炒干。

第二个大法是以阳化阴。第一，熟地吃了以后，肚子饱胀不消化，就用砂仁的子跟熟地打，反反复复地打，捶打后融为一体再煎，既能够帮助熟地克服不消化的特点，砂仁本身就是补肾的药，要点是反复捶打。第二，熟地还渗湿，治疗湿的疾病需要用姜汁，生姜汁泡炒，泡之后再炒熟地。第三，就是要用熟地活血，血瘀的人用酒来炒熟地，增强它活血的功能。地黄能够活血，尤其是生地。四物汤用生地，大剂量的生地是能活血的，不光是养阴的，不光是针对防止破血的药，本身就有活血的作用，这是以阳化阴。三个阳药，姜汁、酒、砂仁都是阳药，帮助阴的运化。

第三个大法就是运柔成刚。当附子配熟地的时候，熟地反可温肾，这就是运柔成刚。不光是熟地可以配附子，肉桂可以配熟地，一个是金匮肾气丸，一个是阳和汤。不外乎阳和汤更多是治疗体表的东西，用了以皮治皮，区别就在这里。两个都可以配熟地，运柔可以成刚。中国文化是很有意思的，老外可能不太好理解，但作为中国人是很好理解的。

"阳不入阴是少阴，早醒渴痒入厥阴。错杂冲逆与胜复，宁失其方勿失经。""阳不入阴是少阴"，睡不着觉，晚上在床上翻来覆去的，是因为阳不入不阴。晚上阳气要回去，到下面去封起来，人就睡觉了。白天又再出来，鸟一叫，太阳升起，眼睛睁开，阳气又出来。所以到了23点到1点还不能睡，就是"阳不入阴是少阴"。

"早醒渴痒入厥阴"，厥阴病的特点就是早醒。老年人就爱早醒，老年人主要靠厥阴经维持。二七、二八之前生病主要是在太阳，感冒、支气管哮喘、过敏很多。从二七、二八到三七、三八就是少阳，相火出来了，天天长青春痘，看这个也喜欢，看那个也喜欢，谈恋爱都在这个阶段。然后，四七、四八到六气、六八，阳明当龄，这时候阳气最旺盛的时候，好多人都死于急性传染病，死得最多。从六七到七七、六八到八八，开始虚老了，这时候就不能再生孩子了。七七、八八后就是厥阴来维持了，维持多久活多久。所以老年人最多的就是早醒，他是靠厥阴，厥阴是 1～3 点，只要后半夜发生的病都是在厥阴经，可以表现为起来喝水。其实没有糖尿病，睡觉起来到后半夜必须喝水，后半夜醒，后半夜痒，很多老年性搔痒挠都是厥阴经，还有后半夜的心绞疼发作等等，这个时间点都在厥阴经的点。

"错杂冲逆与胜复"，这是厥阴经的特点。"宁失其方勿失经"，就是说中医的方有开得好的和开得不好的，但是方向要对了，只要不失经，就多少有点效。一个生癌的人来了，手脚冰凉，脉搏没有力气，开出四逆汤大方向就对了。只要能开出四逆汤温他的阳，病人吃了就有点效。但是肿瘤控制不住，因为这种病可以出现弦脉，这要用真武汤。水平又高了，针对性更强，效果更好，但还是控制不了肿瘤。因为真武汤还是治疗气化之功能，真正恢复的是栝楼瞿麦丸，那个才是治癌的。你能开出栝楼瞿麦丸，行了，这个处方就对了。处方的大方向要对，开得不对就有疗效好坏的问题。

栝楼瞿麦丸跟真武汤怎么区别呢？真武汤表现为脉搏没有力气、口渴、阳虚、怕冷、小便不利，这都是真武汤的特点；栝楼瞿麦丸还是口渴、怕冷、小便不利、脉搏没有力气。从方证的角度上是区别不了二者的。有人说栝楼瞿麦丸有天花粉，天花粉养营，它可以治一点阴虚都没有的人。天花粉不光养营，还可以用来利尿的。阳虚的人就是用它。栝楼瞿麦丸跟真武汤的区别，就在于它是个抗肿瘤的处方，是特异性地针对泌尿生殖系统肿瘤的药物，不外乎是把真武汤里面利水的药换成了既利水又能抗肿瘤的药。里面的附子、山药是恢复气化、温阳气的，再配上肿瘤专科的药天花粉、瞿麦。所以膀胱癌、宫内膜癌等，真武汤是可以缓解的，而心衰用它就能够恢复心脏的功能。所以我们说令失其方勿失经，大方向不能错，辨出四逆汤中医就没有白学。如果开成了四君子汤恐怕是一点效都没有了，大方向错了。

厥阴温阳有一个方法，中医讲"从龙法"。我们的命火，少阴经的火，龙火指的是厥阴的火。一般温阳都需要用附片，很少考虑到龙火的问题。为什么很少了解呢？大家继续看，下面有小定风珠，用鸡子黄、真阿胶、生龟板、童便、淡菜，这是厥阴病的处方。从龙法含义有两个，第一个是怎么擒住它，另一个是怎么用它。"失传已久，其大要不出乎此"，实际上就是从《伤寒论》来的。但是流传到世间的，大家看到的其实是以郑钦安为代表的治疗龙火的，人身上的阳气落到下焦既有肾阳还有肝阳，既然有雷火还有龙火，既有命火还有相火。

这个东西在什么时候就没了？在清中期就看不到了。因为没有很好地传承。比如说真武汤，是芍药配附子，大家知道真武汤为什么要用芍药吗？第一，芍药可以利尿；第二，茯苓的有效成分茯苓酸必须在酸性的溶液才能被提取出来，西医讲相似相溶所以要用芍药，没有芍药的水是中性水，茯苓酸是熬不出来的。四君子汤要用甘草是因为里面有甘草酸，当你把水调成酸性的时候，茯苓的有效成分就能出来。如果四君子汤去了甘草熬的话，熬出来的是两君子，只有党参和白术，茯苓出不来，必须要用酸性水。第三，雷火未复，龙火奔腾，为了防止肾阳没温起来，肝阳奔腾，所以要用芍药。我们的一个学生阳虚，吃的就是四逆汤。吃后他发了一个消息说，老师，我得乳腺炎了。是什么原因？雷火未复，少阴的阳气没有恢复，肝阳出来了。所以有些病人温阳的时候经常吃了一点附片就舌头烂了，嗓子又疼了。这就是雷火未复，龙火奔腾，厥阴的阳气奔腾出来就是"早醒渴痒属厥阴"，就会出现龙火。

再举个例子，"下血，先便后血，此远血也，黄土汤主之"。黄土汤是治阳虚出血的，少阴阳虚出血用附片。但是为什么黄土汤要用黄芩？因为我们不能够在温雷火的时候把龙火动了。如果肝阳动了，肝的特点是肝藏血，动了肝阳则肝不藏血会加重出血。为了收住肝脏，又加了生地，用水来寒木。这里地黄配附子，是用地黄煎制黄芩，用黄芩把肝阳擒住，从龙讲的擒龙术，就是把肝阳压住，否则用了附子，肝阳奔腾可能会加重出血的。肝炎、肝硬化就是肝不藏血，血管扩张。少阳证，第一眼就可以辨证。

再给大家举一个例子，天雄散，用天雄配龙骨，为什么要配龙骨呢？天雄散配龙骨就是要封住它的龙火，你要不封住龙火，吃了后你知道会出现什么吗？可能会出现遗精、早泄，老想做爱，可以口干舌燥，嗓子疼。所以擒而不养，折人阳寿，养而不擒，失之封藏。擒而不养，就是单纯去征服肝阳，是折人阳寿的。养而不擒，是失之封藏的，老是用温阳的药去填补去温阳，会失之封藏的，可能吃了药后就天天想同房。所以我们在扶阳的时候要把龙火和雷火搞明白。

再举一个例子，乌梅丸。我一个学生说用了附子不舒服，上火了。我说你脉怎么样？他说见弦脉。我说你是阳虚吗？他说确实是阳虚。我说那就好办了，既然见弦脉，又是阳虚的，虚证在三阴，三阴见弦脉是一个厥阴证，你用了附片上火，因为你是厥阴病，在处方里加上30g乌梅就不上火了，用乌梅丸把肝阳封住。我们要深刻地去认识中医，乌梅还可以是一个厥阴的减热剂。如果是一个虚证，厥阴发烧的就可以用乌梅退烧。用附片不见效，用补中益气汤也不见效，这时候用乌梅可以退烧，把肝火封住。甘草可以盖住它，细辛也可以。乌梅还可以治疗发热，可以把龙火抓住。

白通加猪胆汁汤，厥阴病没有脉，脉细欲绝，摸不见脉，或者无脉症。

这时候用白通汤会有一个问题，"脉暴出者死，微续者生"。这时候厥阴转出少阳，会出现阴阳离决的，怎么办？加猪胆汁，一定要把它擒住。如果光用猪胆汁，光有附子为基础，是折人阳寿的，因为少阳的相火不可撤。明明是阳虚的，用了黄芩汤反撤其热，撤少阳相火，所以用猪胆汁的时候要配上附子。

从龙有三十六法，这里我们不讲它，我们只是大概告诉大家一个基本思路，要知道温阳不光是用附片，扶阳的理论是系统的。如果单纯地理解为干姜、附子，这是有问题的。我们没有时间详细讲从龙法，只是大概告诉大家原来有这么一回事。实际上在清代后就很少讲它了，扶阳的很多东西不像中医其他流派的传承方式，是相对封闭的。

三阴是一个递进关系，三阳是传变的关系，理解三阴是递进的关系才能很好地传阳。什么叫三阴是递进关系？少阴跟太阴是部分重叠的，厥阴跟少阴是部分重叠的，也就是说少阴病是有太阴病的症状的，厥阴病是有太阴病和少阴病的症状的，否则辨证就要辨错。如果病人出现呕吐、腹泻，你说这是个太阴病吗？别忘记了，它还有手脚冰凉、脉微细就是太阴病；脉弦无力腹泻，那是厥阴病，三阴是递进的。厥阴病兼有少阴和太阴的症状，少阴是兼有太阴的症状。如果我们没有认识到它是一个递进关系，辨证会出问题的。

三阳就不一样，三阳是传变的，太阳传少阳，太阳证不见，少阳就是小柴胡汤；少阳病不见，那是白虎汤；同时见的，是大柴胡。三阳是传变的关系，传走了就没有了。如果同时见到，往往是新病加痼疾。一个病人，你开出柴胡桂枝汤，三付药，感冒好了。其实你的中医水平是比较低的，人一感冒就表现为柴胡桂枝汤证，因为他有肝胆疾病比如肝炎、肝硬化、胆囊炎、胆结石的人，得了感冒才首先表现为柴胡桂枝汤证，小柴胡汤证是他的痼病，桂枝汤是他的主疾。用了三付药把这个感冒治好了，没有诊断出他有肝炎，10年后这个人得了肝硬化、肝癌死了，那不能说你的水平高。真正的感受是，看到一个柴胡桂枝汤，开完三付药，告诉他你三付药之后回来，你可能有肝脏疾病。望舌，舌的两边肿起来后瘙痒，如果往外突，这个人可能有肝硬化，就可以诊断出来。所以三阳是传变关系，三阴是递进关系，这个有区别的。

第三个我们讲独取中宫，脾胃和扶阳的关系。《伤寒论》有个黄连汤："伤寒，胸中有热，胃中有邪气，腹中痛，欲呕吐者，黄连汤主之。"这是处方，有黄连、甘草、干姜、桂枝、人参、半夏、大枣。大家看到黄连汤这个处方够乱的，上热下寒，因为胸中有热，容易出现心烦失眠，或者出现舌尖红，舌尖有芒刺，所以它用黄连；下面有腹痛腹胀等，所以用桂枝、甘草、人参、大枣。《伤寒论》的桂枝、肉桂没分开，如果把桂枝变成肉桂就是交泰丸。

胃中有邪气，欲呕吐，用的是半夏、干姜、黄连，这是半夏泻心汤，辛开苦降，脾升胃降、心火下潜、肾水升腾。上热下寒，治从中焦，这个处方就是半夏泻心汤去黄芩用桂枝，特点就是用黄连和肉桂交通上下，用黄连、半夏、干姜来沟通脾胃。

所以我们用了温阳之后，病人出现大便不好解，口舌生疮的，往往都是中焦的问题，要先把中焦脾胃搞通，然后再去温阳。因为下头是肾，上头是心，在温的时候，如果中焦不通的话，吃了温药就会出现咽喉肿痛、口舌生疮等。所以要把中焦脾胃打通，再去用温阳，其中一个代表处方就是黄连汤，黄连、肉桂就是交泰丸，再合上半夏泻汤，就是黄连汤。把脾胃打通后，就可以转成单纯的温阳或者是温补的处方，这是在中焦。如果在下焦是芍药汤，要立极的，这都不讲，这是我们写在书上的内容。

第二个处方，黄芩汤。大家记不记得，《外台秘要》（以下简称《外台》）有个黄芩汤，治干呕下利，黄芩、人参、干姜、桂枝、大枣、半夏。这也是《伤寒论》上面的处方，跟黄连汤的区别是什么？就是黄连汤用黄连，黄芩汤用黄芩，只不过黄连汤多了个甘草，黄芩汤就是用黄芩，都配上桂枝或者是肉桂，合上半夏泻心汤。它和黄连汤的区别在哪里？黄芩汤是胆热肠寒，黄连汤是上热下寒。换言之，只要见到肚子饱胀的，中焦有症状，要用温阳，首先想到把中焦打通，要么用黄芩汤，要么用黄连汤。用黄连汤经常出现口舌生疮、失眠、心烦这些症状，用黄芩汤的往往患有慢性胆囊炎、胆结石这类疾病，有口苦等少阳证。大家知道慢性胆囊炎、胆结石的表现是什么？就是肚子胀，消化不良。在治脾胃的时候老治不好，就要看看是不是肝有问题。木乃克土，从肝脏去治治，有时候就有效，用点西医的利胆药物，消化了之后就能缓解。如果有少阳证的，就用黄芩汤，不然就用黄连汤，先把中焦打通，再来说温阳的问题。

大家知道《外台》的黄芩汤是怎么来的呢？《外台》的黄芩汤是《伤寒论》的黄芩加半夏生姜汤，去芍药、甘草、生姜加桂枝、人参、干姜，就成了《外台》的黄芩汤。这些处方变化得特别有规律。《伤寒论》有一个黄芩汤？是黄芩汤加半夏生姜。为什么加这个？因为呕吐，黄芩加半夏生姜汤，处方一变化就是《外台》的黄芩汤。黄芩汤在《伤寒论》上有三个黄芩汤，黄芩汤、三物黄芩汤、六物黄芩汤。六物黄芩汤就是《外台》黄芩汤。太阳与少阳合病的自下利者，都是从少阳治的。太阳与少阳合病自相离者，用黄芩汤，呕吐者加生姜。第二个，三物黄芩汤也是在《金匮》里面，治产后感染的，妇人得病用三物黄芩汤。还有一个《外台》的六物黄芩汤，是从少阳去治。大家可以看到它的区别，就不讲了。

在用温阳的时候，首先要了解六经的传变，少阴和厥阴阳虚用了温阳后会有什么改变，不是阳虚吗？阳虚温阳就会阳气外出，阳气是怎么出的，出到哪里，发生什么变化，都要搞清楚。

第一个，太阳有伤寒，有温病，伤寒要经过少阳才化热，我们叫少阳之上，火气之至。经过少阳就会化热，传入阳明，或者本身就感受温邪从太阳传入阳明之后，要么是寒化，比如说白虎加人参汤，热退了后就寒化为太阴；或者热化为少阴，少阴阳虚，少阴再传入厥阴；如果少阴病直接出来，就是少阳。

我大体跟大家讲这个过程，跟大家说它对你们温阳有什么影响。首先要从咽喉上去截断它，外感病咽喉上截那是外伤。比如说感冒流鼻涕、鼻塞，如果到了嗓子疼就到少阳了。再不行，往下就传入阳明，就出现大热、大咳，脉洪大，那是外感病。而内伤病，用了温阳会从咽喉脱出来，表现为咽喉的症状，最简单的例子，吃了附片嗓子疼，有这个经历吧？怎么去处理？

我举个例子，如果是一个肾小球炎的患者，阳虚用附子去温，很可能温了之后就咽喉疼，出现链球菌的活动，为什么从咽喉截？我们的处方是加减小柴胡汤，在小柴胡汤的基础上加了加了细辛、郁金。为什么加郁金？加郁金入血，为什么恰恰选郁金，郁金是用来治疗免疫相关性的疾病。为什么加细辛？就是要从少阴拖住，这是我们的加味小柴胡汤。

再是加味麻黄附子细辛汤，加了黄芩，道理一样的。郁金配黄芩从哪里走，就是从少阳和少阴走的。大家可以试试用这个处方治治免疫相关性疾病，从少阳和少阴治。很多人看了我的处方，说你的那个乱七八糟的没有方义。我实际上是一个药就取了一个方，黄芩已经取了小柴胡汤的意思，郁金已经取了麻黄附子细辛汤的意思了。

为什么要这么去治呢？是有原因的，因为"治温之要，贵在自咽截断"。"一阴一阳结，谓之喉痹"，一阴指的是少阴，一阳指的是少阳。下面都是讲少阴咽痛的，大家回去读《伤寒论》会知道都是讲少阴咽痛有什么表现，我们就不说了，《伤寒论》上写都很清楚。

先说两条，"冬伤于寒，春病必温"。少阴阳虚，冬伤于寒，该用麻黄附子细辛汤，如果没有得到治疗，至春发为温病，就表现为自身免疫病。麻黄附子细辛汤就是一个典型的免疫抑制的药物，里面有麻黄碱，细辛是免疫剂，有解热镇痛的作用，再加甘草是一个内延性的皮质激素，是一个非常经典的中医的免疫调节剂。如果这种人没有畏寒，自春发于温病，所以冬伤于寒，春必病温。为什么不是冬伤于热，春必病温呢？如果他感受热邪，就不需要热化，感受寒邪才需要少阳热化，温邪不需要少阳热化。前面讲太阳的时候讲了，如果太阳感受到温邪，直接传到阳明，太阳只有感受寒邪才经过少阳的热化。所以春必病温，为什么是春天呢？春天应少阳经。这种情况很少吗？其实是很多的。

还有"冬不藏精，春必病温"。少阴阴虚的人，至春发为温病，发自何处？发自少阳。因为春天是少阳经当令，这种人多半咽痛。肾小球肾炎、心内膜炎、风湿热、病毒性心肌炎，都表现为冬天感染，到春天发生这些疾病。西医上有明确的说法，时间是 2 个星期到 2 个月，在 2 个月左右发生病毒性心肌炎、心内膜炎。

这就是中医讲的两种情况。

中医有八大学派：伤寒学派、温病学派、寒凉派、攻下派、补土派、扶阳派、温补派、滋阴派。我们讲的医学一统，我们在太阳就有伤寒学派和温病学派，在太阳经过热化，传少阳、传阳明，到了阳明就分寒凉派和攻下派，分别对应阳明在经和阳明在腑。如果阳明本身体质虚弱的人，白虎加人参汤，传入太阴就是一个补土派；如果是热邪传入少阴，出现扶阳派的寒化证急温之，温了后用金匮肾气丸，那就是张景岳的温补学派。如果是一个热化证，就是滋阴派。由此可见，扶阳派、温补派、滋阴派根本不矛盾。

我们经常说"阳常有余，阴常不足"。阴常不足怎么理解，是因为阳虚的人很多都有阴虚的基础，所以金匮肾气丸是六味地黄丸的基础上多了桂枝、附子。如果一个阳虚的人是细脉，他是有阴虚的，如果温阳就要加地黄，这是金匮肾气丸的办法。脉又细又紧，病人伴有疼痛，整体是寒性、阳虚的，那就是阴虚体质，吃了温阳的药物可能不舒服，就要加地黄。

最后补充一点，就是要跳出阴阳，不离阴阳。不会辨阴阳就不是一个好大夫，这是中医的基础，但是一个真正的好大夫是没有阴阳的，要跳出阴阳，不离阴阳。我的学生就问我，我们治疗乳腺癌效果非常好，60g 天冬，加 6g 川乌，这算温阳还是算养阴？附子配地黄怎么看待？所以要跳出阴阳，不离阴阳。张仲景说了先要调胃升降汤清火，下完了用四逆汤。如果中医辨阴阳，调胃升降汤跟四逆汤能一起用吗？

比如说侯氏黑散，侯氏黑散治什么？治大风，心中恶寒，因为它是治头风，用菊花取代柴胡，实际上就是小柴胡汤，心中恶寒不足者。侯氏黑散是治阳虚的，所以它用干姜、桂枝、细辛。可是侯氏黑散用的最重的药是什么？是菊花，是用菊花、黄芩打头的。如果我们辨阴阳，我们就开不出侯氏黑散的，明明是阳虚的人，怎么可能用菊花呢？这就是要跳出阴阳，不离阴阳。

既然是少阳证，就可以用柴胡配黄芩。在头面，头面大风我就把柴胡换菊花，少阳病已经出来了，少阳病在上焦，我就用柴胡配菊花。你不是阳虚吗？阳虚给你加桂枝、干姜、细辛。如果从阴阳辨这个人是不可能开侯氏黑散的，心中恶寒不足者，是阳虚的，实际上用的也是温阳的药物。

所以中医到了后面要从阴阳中跳出来，但是又不能离开阴阳。但实际上我们治疗疑难疾病的药物，很多时候都是寒热错杂的。

再补充一点，不光要跳出阴阳，还要有形气神的关联。太少两感证，如果是荨麻疹，如果是哮喘急性发作，气化用麻黄附子细辛汤；如果形质受损用阳和汤；如果是神志的疾病，用防己地黄汤。

最后我们总结一下：第一，要跳出阴阳，不离阴阳；第二，阳得阴制，阴得阳化。第三，阴阳化生五行，五行内藏阴阳。第四，三阴阳虚，有雷火，有龙火。今天想跟大家传递的就是这些，谢谢大家！

孙永章：谢谢吴老师！吴雄志博士今天下午的讲座是非常接地气的。前几位老师演讲主要是从理、文化、哲学的角度去理解或者是解读扶阳。今天下午，吴雄志博士从理法方药真正系统地为我们解读了扶阳理论。

吴博士非常年轻，是70后，现在已经弟子过千。他自己开了14个微信群，每一个微信群将近500人。在网络时代，这样传播中医的模式，值得在座的每一位代表学习。在跟吴雄志老师接触的过程当中，深感我们当代的中国人在这样的大时代背景下，实际上除了要学习传统知识外，还要对现代知识进行系统了解。吴老师本身是地地道道的西医大博士，专门从事癌症研究，只要他一出诊，每天差不多有100号病人。这样一个病人的量，加上他平常的学术研究，工作应该是非常繁忙。昨天晚上他才赶到我们扶阳论坛，给我们扶阳论坛注入了新的活力和新的思维。大家可以在网络上关注吴博士的相关信息，更全面系统的了解他的新学派。

让我们再一次以热烈掌声感谢吴博士的精彩演讲！谢谢吴博士！

解读郑钦安自制的扶阳方

张存悌

（2015 年 11 月 14 日下午）

主持人：各位代表，大家好！今天下午由我最尊敬的张老师为大家继续解读扶阳。扶阳派流行起来后，张老师根据多年的研究，已经把这个体系和人脉的关系，以及在理法方药上做了大量工作。为了使扶阳学派的理法方药体系贯穿一脉，张老师进一步深入挖掘，使扶阳派的临床方法操作起来更加灵活，疗效能够提高，为我们奠定了一个坚实的基础。下面我们听听张存悌老师的解读，让我们更加深入地理解扶阳，对临床操作是非常有利的。现在大家热烈欢迎张存悌老师演讲。

张存悌：感谢会议给我提供这样一个机会，能够和大家交流一下我的若干体会。另外，会议安排得非常紧凑，大家从早到晚很辛苦，我也感谢各位这么辛苦地来听我的演讲，谢谢各位！下面言归正传。

讲到正题之前，我先讲一个小的事实，各家医派都创立了体现本派特点的方剂。要构成一个医学流派，以下三者缺一不可：第一，各家医派都有自己独特的观点、纲领；第二，都有一个掌门，也就是开山宗师；第三，有一个人才梯队。刚才吴雄志教授讲的有一句我记得很清楚，他说中国有八大学派，他很明确地提出了扶阳派是各家学派中的第八派。这是我十年前出的第一本书中明确提出的命题，火神派是第八个学派。我为我十年前提出的观点得到吴教授认可而感到很欣慰。

除了这三条构成医派的要素外，大家较少注意的是，各家医派特别是各家宗师在创立本派学说的时候，都发明了体现本派学说的方剂，甚至是一系列的方剂。例如补土派李东垣创立了补中益气汤等系列益气升阳方剂；温补派张景岳有"新方八阵"，还有大补元煎等，都是名方，其影响和作用，以及为后世所使用的频度，都可以和经方相媲美。

郑钦安亦有自制的代表方。作为第八个中医流派的火神派，同样也研制了若干方剂。我们统计了一下，郑钦安一共研制了 13 首方剂，其中扶阳方都是名方，潜阳丹、补坎益离丹等都在用，而且用得很好。所以我认为，在创制代表自己本派特点方剂这一点上，火神派也不逊于其他流派。研究这个就是要从钦安的著作里发掘几首扶阳方，试图从中摸索出一些规律，以加深对其扶阳思想的认识，有利于火神派的传承。这就是我今天要讲的主要内容。

郑钦安自制的 4 首扶阳方： 下面我们就来看看郑钦安的 4 首自制的扶阳方。郑钦安一共研制了 13 首方，其中扶阳方 4 首，坦率地说，13 首自制方中，真正重要并且流传开来的大概也就这 4 首。下面介绍一下这 4 首扶阳方：

1. 潜阳丹（《医理真传》）

组成：砂仁 30g（姜汁炒），附子 24g，龟板 6g，甘草 15g。（我们直接换算成了现在的剂量。）

功用：回阳祛阴，收纳真气，大补元阳；治阳气不足，虚阳上浮、外越诸症。

"潜阳丹一方，乃纳气归肾之法也，夫西砂辛温，能宣中宫一切阴邪，又能纳气归肾。附子辛热，能补坎中真阳，真阳为君火之种，补真火即是壮君火也。况龟板一物坚硬，得水之精气而生，有通阴助阳之力，世人以利水滋阴目之，悖其功也。佐以甘草补中，有伏火互根之秘，故曰潜阳。"

我们看看，潜阳丹不单治虚阳上浮诸证如齿龈肿痛、口臭、喉痛、头面肿痛等虚阳上浮之证，还可用治虚阳外浮如胸腹痛、腰痛；虚阳下泄如遗精、带证等证，这一点有时被我们忽略，小觑了其应用范围。

2. 补坎益离丹（《医法圆通》）

组成：附子 24g，桂心 24g，蛤粉 15g，炙甘草 12g，生姜 5 片。

功用：治心肾阳虚诸症，尤其是心阳不足者。

桂心 24g 是专门为心脏设计的，这次没有用桂枝，直接用的桂心。蛤粉 15g，炙甘草 12g，生姜 5 片。真火与君火本同一气，真火旺则君火始能旺，真火衰则君火亦即衰。方用附、桂之大辛大热为君，以补坎中之真阳。

郑钦安认为："心病不安一证，有心血不足为病者，有心气不足为病者。心血不足为病者，血不足则火必旺。其人多烦，小便短赤而咽中干，肌肤枯槁憔悴，而神不大衰，甚则狂妄喜笑，脉必细数，或洪大，喜食甘凉、清淡、油润之品者是也。心气不足为病者，气，阳也。气衰则血必旺。其人少神，喜卧懒言，小便清长，或多言多劳力、多用心一刻，心中便潮热

扶
阳
论
坛
⑦

解
读
郑
钦
安
自
制
的
扶
阳
方

87

而自汗出。言者，心之声也；汗者，血之液也。多言、劳力及用心太过，则心气耗，气耗则不能统血，故自汗者。

目下市习，不辨阴阳，听说心不安宁，一味重在心血不足一边，故治之有效有不效。其所用药品，无非人参、酸枣、茯神、远志、琥珀、龙骨、朱砂、地黄、当归、元肉之类，与夫天王补心、定志宁神诸方。然此等方药全在养血，果系心血不足甚宜，若系心阳衰败则不当。此属当世混淆莫察之弊，不忍坐视不言，姑酌一治心阳虚方，以补市习之漏。"

另外，吴佩衡制有"坎离丹"一方，与补坎益离丹大同小异：附片60g，肉桂15g，蛤粉12g，炙甘草9g，桂圆肉24g，生姜24g。据称"治心病不安等证，效果极好。"与补坎益离丹比较，多桂圆肉一味，剂量亦较重。

3. 姜附茯半汤（《医理真传》）

组成：生姜60g（取汁），附子30g，茯苓24g，半夏21g。

功用：回阳降逆，行水化痰，用治阳虚兼见痰湿诸证。

"按姜附茯半汤一方，乃回阳降逆，行水化痰之方也。夫生姜辛散，宣散壅滞之寒；附子性烈纯阳，可救先天之火种，真火复盛，阴寒之气立消；佐茯苓健脾行水，水者痰之本也，水去而痰自不作；况又得半夏之降逆化痰，痰涎化尽，则向之压于舌本者解矣。清道无滞，则四肢之气机复运而伸举自不难矣。""久久阳微，寒痰上涌，堵塞清道，遂卒倒昏迷，而曰中痰也……可与姜附茯半汤治之。"

4. 附子甘草汤（《医理真传》）

组成：附子30g，炙甘草18g。

功用：久病畏寒，先后天并补之妙剂。

"按附子甘草汤一方，乃先后并补之妙剂也。夫附子辛热，能补先天真阳，甘草味甘，能补后天脾土，土得火生而中气可复。火得土覆而火可久存。"甘草补后天，使先天之火能够得以长久保存。久病畏寒之人，我们临床上经常见到，就是怕冷，差不多生来就这样，夏天不敢穿裙子，冬天盖三床被子还是凉。"久病畏寒之人，明系先天真阳不足，不能敌其阴寒之气，故畏寒。今得附子而先天真火复兴，得甘草而后天脾土立旺，何患畏寒之病不去乎？"

唐步祺另有经验："久病之恶风，多无身热、头痛等症，系由于中气不足，卫外气疏，故主以黄芪建中汤。本方系由桂枝汤加黄芪、饴糖组成，桂枝汤以调和阴阳，黄芪、饴糖以卫外而守中，中气卫气均固，自然不会畏风了。至于久病恶寒，明系元阳不足，不同于表证恶寒之重被不温，而是得暖即解，两者极易区别。"郑氏主以附子甘草汤，药仅二味，俱见精义。以附子辛热补先天真阳，甘草味甘补后天脾土，火生土而中气可复，土覆火而火得久存，久病之恶寒可以痊愈。

下面就是我今天演讲的重点，要对这几首方剂进行分析和归纳，看看能得出什么规律的东西，指导我们临床。我归纳了4个特点：一是以附子为主，体现扶阳风格。二是用药简练，经典风格。三是附子用量，有三个层次（这是重点。我们一直不知道郑钦安用附子的具体剂量，他没有留下什么医案，我们无从揣摩他用了多少附子）。四是扶阳不排斥阴药。详述如下：

1. 附子为主，体现扶阳

我们从4首方中看出都用了附子，因为郑钦安最推崇的就是附子，被誉为"姜附先生"。他说："附子大辛大热，足壮先天元阳。""桂、附、干姜，纯是一团烈火，火旺则阴自消，如日烈而片云无。况桂、附二物，力能补坎离中之阳，其性刚烈至极。"我曾用两句话归纳火神派特点，第一句是"万物生长靠太阳"，强调阳气。第二句是"百药之长属附子"，所有药物中最重要的可以称为"群药之长"，可以称为领导者的就是附子。

总之，郑钦安认为附子是立极之品，用以"补人身立命之至极"的元阳，自是顺理成章，重视阳气，善用附子。出于这种认识，4首扶阳方中都用了附子，而且用为主药，这在临床与理论上都有体现，无需多说。

2. 用药简练，经典风格

我们看看这4首方的组成，用药简练，经典风格。2首4味药，姜附茯半汤和潜阳丹是4味，补坎益离丹是5味。我们再整体看看郑钦安的全部13首自制方，用药没有超过8味的，5味药以内者占80%。绝不随意堆砌药物。这一点我们觉得他与经方非常相似，经方多数不超过8味，8味者算是大方，其他的都是四五味、七八味。这正是我说的经典火神派的标志之一——用药简练。我曾经在网上做过演讲，如果出手就是时方，或者不知道什么来头的方，绝对不是郑钦安的理论。另外郑钦安制方，药味不超过8味。不要小瞧这一点，如此简炼的用药风格，是一种纯正的境界，是一种功夫，需要多年的修炼。我的《医案记》是年初出版的，多数都在8至12味，少数超过12味的，我自己都不满意，现在还在努力。方之大小是体现医家水平的重要指标，我可以明确地说，用药越多的医家的水平越低。

明代四川的一位医生韩飞霞说了："处方正不必多品，但看仲景方何等简净。""简净"二字说得实在传神，不超过8味那叫本事。我最近整理了《经典火神派医案点评》，大概年底能出来，我选案的标准除了火神派善用的附子外，剩下的基本上不超过8味，超过8味就不选，这是水平。如果让你用8味药治病，你开得出来吗？我看一些所谓名医的处方，一开就是20几味药的方子，就知道水平高不到哪里去，在搞大包围，因为他看不准病。看得准的，4、5味药就能解决。

沈阳有一个医生，慕名找到我。他是我们辽宁某针灸大师的关门弟子，好像很厉害。有一天我到他的诊所，赶上看他治一个朋友腰疼。把背部脊柱扎得像电线杆子一样。我一看就完了，心想未必有真本事，好医生三五针就行了，用针多和用药多是一个道理。当年袁世凯得头风头痛，请了多少医家都治不好，后来黄石屏用金针扎了两针，头痛就好了，袁世凯赏了两万大洋。其实能治好的一两针就能治好，治不好的怎么都不行。

不少名医处方，出手就是二十多味，寒、热、补、泻都用，杂药乱投，真的不知道要治什么，简直不知所云。《洛神医汇》有一句说得很精彩："用方简者，其术日精；用方繁者，其术日粗。"用方多者，其医术肯定很粗陋，外行认为用药少者医术粗陋，用药多者是精通者，整个弄反了。我一直坚持认为用药少的医生好，"其术日精"，用药超过二十多味的就不过关。民谚说："药过十二三，大夫必不沾。"意思就是说开方若超过十二三味药，这个大夫肯定不靠谱。

3. 附子用量，三个层次

我们来探讨一下郑钦安附子究竟用多少克。郑钦安没有医案传下来，我们就从别的渠道，也就是从他的著作来探讨这个问题，看他用多少剂量。我们看4首扶阳方，附子的用量有2首是30g，另2首是24g，也就是说，这4首扶阳方的附子用量在24～30g之间，这是郑钦安用附子的常规剂量。作为常识，每个医家在研制自己方剂剂量的时候，标的就是常用剂量，应该说是可靠的。我们完全可以理解为24～30g是郑钦安的常规剂量。以现在的火神派和以我个人的眼光来看，这个剂量算是中等的。但是如果以国家的药典和法规来衡量，剂量依旧是偏高的。这已经显示了郑钦安重用附子的特点。

是不是郑钦安用附子的数量就仅限于此呢？就是24～30g呢？他用附子的常规剂量是这样，但当病情危重时，他是擅用超大剂量的。他常说：

"阴盛极者，阳必亡，回阳不可不急，故四逆汤之分两亦不得不重。"其书中随处都有"峻补坎阳""大剂四逆汤"之语，主要是体现在重用附子上。他擅用附子，不仅体现在广用附子上，更主要的是体现在重用附子上。据唐步祺先生讲，他和郑钦安的后人没少来往，人家告诉他，郑氏用附子常至 100g、200g……可谓前无古人，任应秋先生说："郑氏治疗三阴证，确是颇有盛誉，运用附子量重而准。"

到底用多少附子？我们只能看目前最完整，应该说也是最可靠的一个实例。郑钦安曾经治愈了成都府朱知府的夫人长达一年的吐血病。知府大人是一省之长，省长夫人病了，16 个地县的官员巴不得都讨好知府大人，推荐了 20 多个名医，但是都没有治好，拖了一年。后来请民间号称"郑火神"的中医来治，是八抬大轿请来的。到那儿一看，虽然盛暑季节，夫人却铺着毛褥子，盖着棉被，显得十分怕冷，一看就是阴症。舌质淡红，苔白腻。诊毕处方四逆汤：制附片 120g，炮干姜 120g，炙甘草 60g。朱知府看方后瞠目结舌，此方干姜、附子都是大热之药，且量大超常，治此等吐血重症，焉有不惊之理。孰料，药后病人自觉周身凉爽，胸口舒畅，吐血竟然止住，而且吃了两小碗稀饭。病入坦途，由此而愈。朱知府为表谢意，特赠郑钦安金匾一块，上书"医宗仲景"四字。郑钦安的徒弟问他出手剂量为什么这么大？他说，这个病一年了没治好，效果再慢一点，病人会失去信心。所以我不得不出重手，让她一下子见到效果。

他还有一个小的剂量段，他用附子遵循量病施用的原则，当重则重，当轻则轻。"察病轻重，再为酌量""添减分量，在人变通"。根据病情轻重来添减，对于中医而言，这本来是常识。在论述四逆汤的用法时，他明确说过："一见是阳虚症而即以此方，在分量轻重上斟酌。"

这么说还不具体，我们再找一个例子看看郑钦安治疗轻症时候的用法。论治鼻渊、鼻浊时，他说："每以西砂一两，黄柏五钱，炙甘草四钱，安桂、吴萸各三钱治之，一二剂即止，甚者加姜附二三钱，屡屡获效。"这里"加姜附二三钱"，仅是常用剂量。

我们还能找出证据来，郑钦安对桂枝加龙骨牡蛎汤做了改造，郑氏桂枝加龙骨牡蛎汤组成：桂枝、白芍、龙骨、牡蛎、甘草、生姜、大枣、附子，就是说在本方中直接加了附子，剂量 4 钱，这是一个很轻的剂量。

所以，现在归纳一下，郑钦安用附子有三个剂量段，绝对不是不分青红皂白地一概重用。常规剂量，24 ～ 30g；病情危重，大剂量，100g、

解读郑钦安自制的扶阳方

200g 左右；小剂量，6～12g。这应该算是郑氏运用附子完整而确切的不同剂量段，今天要把它弄清楚。现在我出手和郑钦安的剂量吻合，我绝不是看了他的书才这么用，而是慢慢通过经验体会到用至 30g 就可以解决问题，除非无效的时候再加，通常 30g 的时候已经可以解决了，深感常规剂量也是管用的。

重用附子，确实是火神派一个非常重要的特点，我丝毫没有反对重用附子的意思，很多病我觉得不把附子的剂量加上去就治不好，一旦加上去就治好了。我治的最重的一个病就是一例肾小球肾炎，全身浮肿，腹水，这个病人附子用过 60g、90g、120g，最后用到 180g 才把尿蛋白控制了，治愈已经两年了。我这话也不能被你们理解为不用大剂量治不了，擅用大剂量确实是火神派的一个成熟标志。但是我的话绝对不能理解为以重用附子为英雄，所谓"多多益善"，我绝没有这个意思。

4. 扶阳不排斥阴药

在讲火神派的时候，我都指出郑钦安用姜附，提倡单方直入，不夹阴药，这可以说是火神派和温补派的分水岭。既然你认为是阴证，加阴药就没有道理。他说："凡阳虚之人，多属气衰血盛，无论发何疾病，多缘阴邪为殃，切不可再滋其阴。若更滋其阴，则阴愈盛而阳愈消，每每酿出真阳外越之候，不可不知。"很多人问我用西洋参、冬虫夏草行不行？我给患者讲，你现在是一个涝灾局面，不能再服阴药。你吃这些就好像地里涝灾了你还在浇水。有很多人买虫草、西洋参吃，我说东西是好东西，但不是你吃的，你是涝灾疾病，你还浇水，你说会怎么样？

郑钦安说："今人亦有知得此方者，信之不真，认之不定，即用四逆汤而又加以参、归、熟地，羁绊附子回阳之力，亦不见效。病家等毙，医生束手，自以为用药无差，不知用药之未当甚矣。"显然，郑钦安确实不主张夹用阴药。敬云樵为《医法圆通》做了 123 条批注，其中一条说，郑钦安所谓"甘温固元，是姜、附、草，不是参、芪、术，学者不可不知也"。这些观点，确实言之有理，持之有据。所以，经典火神派传人如吴佩衡、范中林等名家也在身体力行这一原则。如范中林中初诊选用理中汤、真武汤、小青龙汤等方时，一般均去掉方中的人参、白芍、五味子等阴药，很少有例外。推其用意，嫌其恋阴，不利于阴盛病症。

下面我要谈一个较为复杂的问题，就是郑钦安讲求扶阳，但在组方的时候没有排斥阴药。我们看看这四首扶阳方，这里就有问题了。潜阳丹中选择了龟甲，这是阴药，我们再联系他书中多次提到用回阳饮，指的是张景岳的四逆汤加人参，大家知道，郑钦安是把人参看作养阴补阴的第一位药，仲景用白虎汤加人参、四逆汤加人参都是在伤阴时所加，可知是有道理的。如何看待这一似乎矛盾的现象？主要还得从阴阳互根互补这一角度认识，像潜阳丹中选择龟甲是因为该药"得水之精气而生，有通阴助阳之力"；补坎益离丹中，选择"蛤粉之咸以补肾，肾得补而阳有所依，自然合一矣"，应该都是讲阴阳互根之意。但这与张景岳之所谓"阴中求阳"终归不是一回事，后者差不多总是阴阳平补、并补，凡用附子必伍以熟地，"景岳求阳，在药味养阴里注解"；郑钦安扶阳讲究专注于阳药，用附子慎夹阴药，这一点是必须肯定的。我在书里讲过很多案例都从正反两个方面讲了，先前加入阴药没有取得效果，后来吴佩衡、范中林接手去掉阴药就取效了。但是绝对不加行不行？从阴阳互根的角度出发，郑钦安没有排斥阴药，但是用得十分审慎。

此外，我认为郑钦安扶阳不排斥阴药，还有一点寓意，即反佐之谓也。像仲景白通加猪胆汁汤，猪胆汁用为反佐，即是范例。这样解释应该是说得通了。由此我们还应该认识到中医学的复杂性，某些理论、命题都是有一定限制的，呆板、一根筋的做法要不得，需要的是辨证的观点，灵活的观点。

咱们来看一个案例：韩某，女，62岁。左眼胀痛半年，干涩，夜间尤甚。眼裂明显小于右眼，连及左侧头亦胀痛，食凉则泻，畏冷，足凉，牙痛约每月一次，舌淡胖润，脉沉滑右寸稍浮，是一个阴盛阳浮的患者。我就用潜阳丹，没见效。好在我手里还有一个方，是黄元御的乌肝汤，用附子30g，茯苓30g，干姜15g，炙草15g，红参10g，吴茱萸15g，桂枝20g，何首乌20g，白芍15g，生姜15片，大枣10个。最后症状基本消失，眼睛还有点干涩，她嫌汤药苦就不再喝了。

我为什么提这个？潜阳丹没有效的时候用乌肝汤，这个案例给我的感触就是扶阳的时候，不排除阴药。乌肝汤比潜阳丹多三味阴药（红参、何首乌、白芍）。后来眼病都用乌肝汤治，效果都很好。从这个案例我也觉得不必极端排斥阴药。

临床验案

下面就郑钦安自制的几个扶阳方，举几个本人诊治的案例。

潜阳丹验案

·视神经萎缩

鲍某，女，82岁。2011年9月11日初诊。患青光眼白内障多年，西医检查：视神经萎缩，左眼已失明。从本年正月起双眼木痛，总觉得有火，目眵多，大便干燥而涩，足凉。舌淡紫胖润，苔薄黄，脉沉滑寸浮。此亦阴火上僭，我用的是潜阳丹，砂仁20g，附子25g，肉桂10g，黄柏10g，龟板10g，炙草30g，菟丝子25g，沙苑子25g，车前子20g，何首乌30g，草决明30g，生姜15片。服用7剂。这是一个高龄病人，一个回合就明显好转了。

一般医家看到"视神经萎缩"的诊断，难免对号入座，认定肝肾阴虚，大施滋补，其实南辕北辙。本案虽说"视神经萎缩"，但所见足凉、舌脉俱是阴盛之象，其中舌见紫象主寒，色越深寒越重，并不按传统主血瘀之说。前贤有"下为本，上为标；内为本，外为标"之论，今足凉在下，是为本；目眵多乃虚阳上浮表现，是为标。大便干燥则是阳虚失于传导所致，系阴结。退一步说，阴虚燥热之证，理应在秋季天冷之际减轻才对，何以本案却在此时发作呢？只有一个解释，即这是一个阴证，凉病逢上天时之寒，郑钦安所谓"雪地加霜"是也。

·面颊灼热

房某，女，39岁。2011年3月16日初诊。面颊时时灼热，两颧泛红2个月。昼夜、上下午均发，自觉乏累，下肢发凉，便时溏，口和。屡服菊花、苦丁茶祛火无效。舌略赤胖润，脉沉滑，左寸右尺弱。此阳虚上浮，有戴阳之象，无阳脱之险。拟潜阳丹加味：附子30g，干姜20g，吴茱萸15g，龟甲10g，肉桂10g，砂仁25g，泽泻25g，沉香10g，沙苑子30g，炙草30g。服用7剂。

复诊：颊热颧红显减，腹部觉凉。前方略做调整：附子30g，干姜20g，吴茱萸15g，龟甲10g，肉桂10g，砂仁20g，泽泻15g，沙苑子30g，炙草45g。7剂。

三诊：颧红仅发作一次。守方续服。

·舌疮

柳某，男，33岁，本院司机。2014年4月17日首诊。舌疮反复七八年，牙龈出血，嘴唇、口腔时常发疮，常熬夜，乏力，便偶干，纳可，舌胖有痕，脉右弦浮寸弱，左沉寸弱。此属阴火舌疮，处方潜阳封髓丹。后世用潜阳丹，增加了黄柏，5味药合成，像吴佩衡等名家都用这个：砂仁15g，附子30g，炮姜30g，炙草20g，黄柏10g，肉桂10g，川牛膝25g，骨碎补25g，3剂。服药6剂即解决问题。

·口疮

聂某，女，40岁，某免煎中药销售经理，因推销其产品而结识。口疮反复发作10年，每因劳累则发，足凉，现正处于发作期。舌淡胖润，脉右寸滑尺沉，左寸尺弱。亦按阴火口疮处理，潜阳封髓丹加味：附子30g，砂仁25g，龟甲10g，黄柏10g，炮姜25g，川牛膝15g，肉桂10g，沉香10g，炙甘草60g。3剂后解决，长期巩固未发。

补坎益离丹验案

·心悸

一院长，男，55岁，2013年4月20日初诊。心悸，眠差1周。乏力，畏冷，尿无力，舌淡胖润，脉浮滑寸弱。此乃心阳不足，郑钦安补坎益离丹正为此症而设，方药：附子30g，干姜20g，海蛤粉30g，桂心30g，红参10g，五灵脂10g，龙齿30g，茯神30g，枣仁45g，肉桂10g，炙甘草10g，生姜20片。服药7剂后心悸消失，眠差改善。附子也用30g，没用大剂量。

·房颤

另治李某，女，72岁，这个病人房颤1年半，心律不齐，50～100次/分之间，几乎每天发作心悸，发时觉得心颤身亦颤，眩晕，乏力，便溏，纳差，耳鸣，鼻干，眠差，睡眠差，动则汗出。舌胖润，脉沉滑，时有结代。心电图示：阵发性房颤。前服某中医之药不效，视之乃经方炙甘草汤。查其脉证乃系心脾肾三脏阳气不足，水湿偏盛，治当温扶心肾之阳，祛除湿气，方拟补坎益离丹扶助心阳，合真武汤温肾利水。处方：桂心30g，白芍25g，附子30g，白术30g，炮姜30g，海蛤粉30g，茯神30g，红参10g，炙甘草15g，龙骨30g，牡蛎30g，生姜10片，大枣10枚。服用7剂。效果怎么样呢？心悸大减，其他症状也轻了。

本案房颤前医用炙甘草汤不效，这里大有学问。在有关伤寒的研究中，有专家主张"方证对应"论，有是证用是方，对有证有方的条文拿来就用。如"伤寒，脉结代，心动悸，炙甘草汤主之"。凡见脉结代，心动悸之证，无问其他，即可投之，称之为"方证辨证"，胡希恕先生"把辨方证称之为最高级辨证"。

炙甘草汤组成以滋补阴血为主（生地黄、麦冬、阿胶、炙甘草、人参、麻仁、大枣、生姜、桂枝），但是临床上，心之阳气不足，无力推动血脉亦可以造成心动悸、脉结代之症，而且此种类型恐怕更多，沈阳前辈刘冕堂即曾指出："按他经亦有此症（脉结代，心动悸），是阳分大虚，虚极生寒，非姜附辛热不为功，若用此药（炙甘草汤），是速其死也。"本例即是如此，患者所现之症皆属阳虚阴盛之象，前医用炙甘草汤不效势在必然，而且这种误治较为普遍，关键是这里有阴阳之异。

姜附茯半汤验案

在症状上只要有肿胀的东西，有阴寒表现就可以用姜附茯半汤。我用它治得最多的是痛风和痹证。

·痛风

重庆的一个弟子电话求诊，病人男，45岁，右踝关节及大足趾关节疼痛红肿，走路、夜间加重已近10年。9年前发现尿酸偏高，近时项背强痛，夜间发热畏寒，睡眠很差，纳食一般，大便不成形。看过多处中西医效果都不理想。脉浮紧弦，舌苔淡，质红润。西医诊断：尿酸增高，下肢痛风性关节炎；高血压、高血脂、血糖偏高、肝功能异常。当时口授方：生麻黄10g，北细辛15g，制附片30g，苍术30g，生黄柏15g，川牛膝30g，薏苡仁30g，茯苓30g，生半夏30g，枳壳10g，芒硝10g（冲服，便泻后去掉），生甘草10g，生姜30g。10剂药后，踝关节大足之疼痛消失，开中药打粉常服。

·中指麻木

我的一个亲戚，女性，55岁，右手中指麻木，发胀1个月。就我的体会而言，麻木一症比疼痛难治得多。病人手指麻木，但是形体胖，脉滑，觉得有中风之虞，就用生姜20片，附子25g，茯苓30g，生半夏25g，枳壳10g，白芥子10g，桂枝25g，白芍20g，炙甘草10g，大枣10枚。5剂。服药即效。

顺便介绍一下曾辅民先生，在我的主导下出过一本书，叫《擅用乌附——曾辅民》，启发各位思路，看姜附茯半汤还可以治什么病。

· 胸痹（《擅用乌附——曾辅民》）

何某，女，44 岁。傍晚至 21 时之间胸闷，气紧，呼吸困难，必需仰头呼吸，喷射激素药物始缓解，病已 10 余年。脉沉细，舌红，边齿痕明显。患者感呼吸困难则痰多，当喷注激素药后痰减少，呼吸困难缓解。面色㿠白，畏寒。治则当考虑扶阳祛痰之法：生姜 60g（去皮），附子 50g（先煎），茯苓 20g，法半夏 20g，干姜 30g，炙甘草 30g，菌灵芝 20g，补骨脂 20g。3 剂。

药后显效，守方再治而愈。

胸痹多用瓜蒌薤白剂，而曾氏用姜附茯半汤，疗效颇佳，别具一格。

· 痉咳（《擅用乌附——曾辅民》）

张某，女，74 岁。阵发性痉咳 1 个月，有黏痰，咳出黏痰则咳减，怕冷怕风，眠差易醒，胸部觉热，欲饮冷，饮入而又觉不适。舌淡红，白润苔，脉左略数，右弦。处方：生姜 40g（去皮），生半夏 20g，茯苓 20g，附子 30g（先煎），白芥子 10g。3 剂。

药后咳痰均减轻，继以上方 3 剂而愈。

此例阵发性痉咳，用姜茯附半汤加白芥子取得良效，为此病治疗另开法门。

限于时间关系，附子甘草汤我就不讲了。归纳了一些东西，其中最重要的就是附子的剂量，有 3 个剂量段，不知道我讲明白没有，如果没讲明白就对不起大家这么辛苦地听我讲。谢谢！

主持人：首先感谢张存悌老师，为我们上了一堂非常好的课，我听了后，感触良多。第一，扶阳学派是在张存悌老师的书上提出来，但是没有人公认，大家在场的公认是没用的。所以为什么大家还需要努力呢？因为现在开流派学会没有扶阳派的人去演讲，借用老祖宗的话，革命尚未成功，同志尚需努力。

第二，扶阳派讲究理法方药，是中医的灵魂。老师在方上已经给我们做了系统地讲授，所以大家回去要好好思考。因为理法方药在临床中首先讲阴阳辨证，这是不能含糊的，所以在用药上要尊崇阴阳辨证。再一个，已经从老祖宗那儿谈到了，附子量并非越大越好，以附子论英雄不可取，希望大家在临床上除了辨证外在运用附子上不要离开主题，在应用上、策略上、方法上需要慎重的思考。

第三，我觉得张存悌老师是非常用功的人。我本来感觉我已经很努力了，但是看到张老师40年如一日，兢兢业业地读书、临床、著书，我感觉跟张老师相比自己差太远了。所以我想学好扶阳，想有把握，想提高效果，就应该像张存悌老师一样做好每一环节，因为扶阳需要我们有知识、经验、胆量，要有过硬的本领。

再次希望张老师能在第八个流派上做出更多、更精彩的贡献，再次谢谢张存悌老师，谢谢！

从咽痛的阴阳辨识谈扶阳学术思想的临床运用

杨志敏

（2015 年 11 月 14 日下午）

孙永章（主持人）：各位学员晚上好，接下来为大家做专题讲座的是来自广东省中医院的杨志敏院长，她是 2003 年是抗击严重急性呼吸综合征（传染性非典型肺炎，SARS）领导小组的常务副组长，曾作为国家派出的中医代表前往香港医院指导抗击 SARS，她的经历与事迹得到了境内外媒体和组织的报道和认可。

杨教授是在岭南地域倡导与研究扶阳学术思想的专家，稍后，她将以《从咽痛的阴阳辨识谈扶阳学术思想的临床运用》为题，为大家分享她的辨识阴阳、遣方用药的心得，让我们再次以热烈的掌声欢迎杨院长！

杨志敏：各位老师、同道、学员，大家晚上好！第二次（首次分享是在 2011 年的第四届扶阳论坛）站在扶阳论坛的讲台上和大家一起学习、分享，我还是有点紧张的。这两日，老师们更多的是从"道"（"形而上者谓之道"）上向我们传授经验，当然，还有跨界的交流与碰撞，这些都让我很有收获。我想，大家对世界、中医的理解方式可能是不一样的，因此，不同的声音，不同的讲座角度，对于每个人的启发是不一样的。有的人一下子就听明白，有些人可能还听不明白，觉得没什么作用。但是，我相信每个人都会从不太开悟的状态到逐步学会观察、领悟世界，不断发现新的风景与学术增长点。我觉得，这是一种缘，带着问题去学习、研究某个、某类问题，这种缘便作为线索贯穿其中。"山重水复疑无路，柳暗花明又一村"，可能有的学员会觉得老师们讲述的道过于深奥，跟临床关系不大，不能直接用于解决临床问题。而我却认为，带着问题去学习，去感悟，你才有进步的欲望和动力，才能逐步有收获，我相信在扶阳学术思想中仍很多未解的问题，随着研习的深入，大家都能找到答案。

今晚，我能站在这里和大家分享我的一点心得，缘起于我最近在大学给学生上课时的感受。我提问他们，如果患者有口干咽痛、口苦咽干、大便秘结的情况，你会辨为什么证型？许多学生都会径直将上述症状直接等同为"热证"。有的教材，更将咽痛作为感冒病风寒、风热证的鉴别要点。如果我们的学生因袭这样的观点，那么我们的病人又会怎样呢？我常在门诊接诊一些经过专科诊治而疗效不佳的患者，其中，许多人常以感冒为首发症状，经治疗后仍然迁延难愈，渐有咳喘、腹泻、失眠等不适。感冒虽然只是小恙，但是对于医生而言，也是存在考验的。"咽痛"，是我院（广东省中医院）门急诊急性上呼吸道感染就诊时的常见症状[1]，如果确实属于"阳热实证"，我们用清热解毒、清热泻火、辛凉解表的方法，会获得不错的疗效。然而，如果属于"虚寒阴证"的患者使用了上述治法，常在咽痛治愈后诱发咽痒咳嗽、便溏腹泻、疲倦乏力等新的病症，甚至会导致反复的呼吸道感染。姜良铎老师团队的研究则指出，成人反复上呼吸道感染缓解期常见症状为乏力、畏风畏寒、不耐寒热，舌色淡、苔薄白、脉细和虚较多见，肺、脾、肾三脏气虚证为常见证型。[2]

我如今将更多的精力放在"健康状态辨识与促进"上，看到许多门诊上的人群，缺少对应年龄段该有的精气神。我们团队（健康状态辨识与中医治未病研究创新团队）对大众生活方式做了调研，发现以下现象：

1. 熬夜。许多年轻人都存在晚睡的习惯。

2. 饮冷。许多人群都将冷饮视作一种时尚，经常将饮用水、水果、饮料从冰箱里拿出来直接喝。许多家长带着刚刚从国外学习回来的孩子找我看变应性鼻炎、痛经、经前紧张征以及便秘、便溏等胃肠功能紊乱等不适时，一问这些孩子大都有嗜食瓜果生冷的习惯。

3. 滥用消炎与清热解毒药物。许多广东人大都会认为咽痛就是"上火"，常自行购买相关药物服用，咽痛常在服药后缓解，而相应的感染后咳嗽常迁延月余而难以痊愈，或者缓解一段时间后又会"死灰复燃"。我有个学生便是如此，熬夜后以咽痛为首发症状，自行处理后未见好转，咽痛是痊愈了，反倒出现声音嘶哑、咽痒咳嗽等不适。

上述生活方式与习惯，常能导致人群体质发生偏颇，偏于气虚、阳虚的体质，常常会造成虚寒性的证候从化。现在，我便将我和学生们一起收集、整理的研究成果，以《从咽喉疼痛的阴阳辨识谈扶阳学术思想的临床运用》为题，向各位专家、同道、学员做个分享与交流。

中医古籍中是如何辨识咽痛的寒热属性的？让我们一起走进古籍的世界，看看国医前辈对于相关辨识信息，有怎样的理解与认识。团队成员以"中华医典"（光盘版）为数据库，以"咽痛""喉痹""乳蛾""咽中痛""咽肿""咽喉肿痛"等作为关键词在库中进行检索，筛选出符合阴证咽痛的内容，按病因、症状、舌脉、方药、药物外治法等条目类别为相关内容加以归纳整理。

我们来看，病因有如下几点：

1. 外感风寒

《医学心悟·卷四》曰："喉痹，痹者，痛也……又有非时暴寒，潜伏于少阴经，越旬日而后发，名曰伏气咽痛，谚云肾伤寒是已。"程钟龄提及非时暴寒是阴证咽痛的病因，这主要来自气候的突然间变化、骤然大幅度的降温，寒邪潜伏于少阴。有些医家认为这是肾伤寒，常不是立即发病，而是伏邪在里，邪伏一旬（10日）左右。《普济方》中也有相似的观点。因此，当一个病人出现咽痛症状时，我们要考虑近期的气温有没有突然变化、大幅地降温。随着空调的日益使用，"非时暴寒"又多了一个途径，空调让本应炎日的夏季气温突然降低，即"夏因热而反凉"，粤港澳地区的商场，若是夏日炎炎去逛街，你的衣服穿少了，肯定就会感觉到冷，甚至感冒。这是，外感寒邪而导致的内扰。而从经络的循行来看，肾经从下而上，通过肾、肝入肺，最后是挟咽喉到舌根部；所以很多时候咽喉部的症状，是和肾相关的。

2. 进食生冷

特别是气虚、阳虚体质的人，突然进食生冷的东西就可能会导致咽痛。《太平圣惠方·卷第一》曰："寸口脉缓而迟，缓即为虚，迟则为寒，虚寒相搏则欲温食，食冷即咽痛。"随着西式餐饮文化的来潮，进食生冷成了一种时尚，大众缺少必要的中医养生理念，这对于我们中医中药的传承与发展是很不利的。而从经络的循行来看，脾经，是经过腹部上来，到达咽部、舌根部。很多时候，有些患者的慢性咽炎总是迁延难愈，我作为医生，常建议患者戒冷饮、减少吃水果的量，特别是对于那些具有舌胖大、苔滑腻特征的人来说，要从生活方式上找原因，先改变嗜食瓜果生冷的生活习惯。作为医生，我希望大家在看病的过程中，要关注病人的生活方式。好的生活方式，也就是我们常说的"忌口"，常能提升方药的疗效，加速病人的康复，达到事半功倍的效果。

3. 体质与失治误治

《脉诀汇辨·卷一》）："在伤寒则误服凉药，攻热太速，其人素本肾虚受寒，遂变阴证，逼其浮游之火发见于外，状似阳证……郑声咽痛，然其

扶阳论坛 ⑦

从咽痛的阴阳辨识谈扶阳学术思想的临床运用

101

脉按之必沉细迟微，审其渴欲饮水，复不能饮，此阴证何疑。"《景岳全书·卷二十八》："格阳喉痹……盖此证必得于色欲伤精，或泄泻伤肾，或本无实火，而过服寒凉，以伤阳气者，皆有此证……阳虚喉痹，非喉痹因于阳虚，乃阳虚因于喉痹也。盖有因喉痹而过于攻击，致伤胃气者，有艰于食饮，仓廪空虚，亦伤胃气者。又有气体素弱，不耐劳倦而伤胃气者。凡中气内虚，疼痛外逼，多致元阳飞越。"我们可以看到，误服、过服寒凉药物，会损伤人体的脾胃之气，让脾胃枢转阴阳的能力下降，导致元阳浮越、无法潜藏，也是可以发生咽痛的。我们在临证中需要注意医者的用药之过，否则病难以痊愈。

再来看体质，按照国医大师王琦教授的观点，人分九种，除外平和质，尚有阳虚、气虚、湿热、痰湿、气郁等偏颇体质状态，体质会影响证候的从化。《医宗金鉴·订正伤寒论序》："人受之而生病各异者，何也？盖以人之形有厚薄，气有盛衰，脏有寒热，所受之邪，每从其人之脏气而化，故生病各异也，是以或从虚化，或从实化，或从寒化，或从热化。"素体阳虚、气虚者则多从寒化。我认为，本底（体质）很重要，作为医生，如果你了解患者的体质状态，哪怕是通过电话、短信问诊开出的方药，也能做到胸有成竹。万变不离其宗，了解病人的体质很关键。谈及体质，很多人可能会径直认为南方人大部分以湿热体质为主，许多患者一看到你开人参，就会告诉你，"医生啊，我是热性体质，吃点人参就会上火的"，但是，我在主持"十一五"科技支撑计划调研的过程中，我逐渐推翻了对广东人既往体质状态的认识，调研结果显示：气虚、阳虚、痰湿体质是常见的偏颇体质状态[3]。而全国的调研数据也有相近的结论[4]。为什么会有这样的调研结果呢？我猜想，因为以前人们所处的是农耕社会，需要经常接触阳光，而现在的人们大部分时间都是待在室内，很少能有机会晒到阳光。除外先天因素、社会环境影响、生活习惯不当（饮食所伤、嗜酒所伤、情志所伤、情欲房劳）、疾病影响及医过（误清、误汗、误下、误补）是形成阳虚质的主要因素，这是王琦老师团队的研究结果[5]。

谈过病因，我们再来看看阴证咽痛的常见兼证（伴随症状）：

1. 望诊

第一，咽喉局部常不红不肿或轻度肿大。《伤寒广要·卷二》："咽痛如刺，不肿不赤，不发热，二便清利者，阴寒也。"《经验良方全集》："虚火者，色淡微肿，溺清便利，脉虚，饮食减少。"同时也可以通过询问小便

扶阳论坛⑦

从咽痛的阴阳辨识谈扶阳学术思想的临床运用

的颜色加以确认。第二，精神萎靡。《脉诀汇辨·卷一》："其人素本肾虚受寒，遂变阴证，逼其浮游之火发见于外，状似阳证，面赤烦躁，大便自利，小便淡黄，呕逆气促，郑声咽痛，然其脉按之必沉细迟微，审其渴欲饮水，复不能饮，此阴证何疑。"要看病人的眼睛、精神。病人可能有烦躁、发烧的症状，烦躁需分清真假，假如精神萎靡伴有烦躁时，应和脉象相结合而辨清真假。假如脉沉迟微细，欲饮温水、饮水不多或饮后腹胀，这可能是阴证。我认为，寒热真假是最考验医生辨证能力的，假如能够辨识出来，就能准确把握患者的病证。

2. 闻诊

声音嘶哑，《喉科心法》："又有暴病声哑，咽痛异常，不红不肿，猝然而起，或欲咳而不能，或清痰而上溢，脉沉细，或弦紧，此大寒犯肾。"同时可见咽喉局部不红不肿的情况，如果用消炎药喷喉，很多人使用后没有效果，可能服用一剂麻黄细辛附子汤，或许这个声音嘶哑就开了。

3. 问诊

常有恶风寒，便溏，手足寒，喜热饮，口渴不欲饮等症状。《伤寒论》："少阴病，下利清谷，里寒外热，手足厥逆，脉微欲绝，身反不恶寒，其人面赤色，或腹痛，或干呕，或咽痛，或利止，脉不出者，通脉四逆汤主之。"《验方新编·卷十七》："其症咽喉疼痛……喜饮热汤而不能多饮，小便清而且长，腹疼腹冷，大便泄泻，手足厥冷，身重恶寒，喉间清涎成流而出，时作干呕欲吐……由其人肾中真阳本虚，寒邪乘虚直中其经，逼其微阳上浮而为咽痛，是无阳纯阴之症，故名阴症喉痹。"我们还要记得触摸患者的手足四末，正如之前的授课老师所说，摸手足的温度很快就能辨识病位在哪里。医生必须结合这些细微的变化，不要因咽痛为小疾小恙而忽视了这些信息的收集。此外，医生还一定要询问饮水的多少、大小便的情况、有没有腹冷、喜不喜温等，这些细节均有助于我们辨识阴阳真假。如果没有引起重视，忽视了这些细节，对阴证咽痛者误用了寒凉药，就会使虚阳更加浮越，阳气容易离根。为什么有时候感冒会越看越重？从某种程度上来说，是常因为医者没有很好地、及时地阻断疾病发展，用药伤了根气，导致迁延难愈、变证丛生。

4. 舌象

舌见色淡白或兼青紫，形胖大而嫩、滑白或黑苔之象。《重订通俗伤寒论·第3章》："一寒水侮土证。吐泻腹痛，手足厥逆……舌肉胖嫩，苔黑而滑。黑色止见于舌中。脉沉微欲绝。此皆里真寒之证据。惟肌表浮热……口燥咽痛……格阳证也。法宜热壮脾阳。"《伤寒兼证析义》："咽痛非有大热，即为大寒，其骤痛无热，而……舌淡青紫……此大寒犯少阴之经也。"舌象应该是比较容易辨识寒热的，凡是舌象具有色淡的、青紫的、水滑苔的，这种舌象信息，常提示虚寒型的病证属性。

5. 脉象

脉以沉兼紧，微弱，细数或浮大无力为主。《伤寒绪论·卷下》："有大汗不止，亡阳漏风而咽痛，脉反沉紧者，此阳虚而阴气上乘也。"《外科正宗·卷二》："一妇人咽痛，微肿色白，吐咽不利，诊之脉亦细微，此中气不足、虚火假症也。用理中汤二服，其疼顿止。"《吴氏医方类编》："更有蓦然喉痹、气塞不通、脉浮无力者，乃阳气飞越，不急治立毙。"对于每个人而言，诊察脉象的体会是不同的，医生搭脉，感知、接受传递来的信号。

我们团队的一个合作伙伴，他们是做生物讯息和能量测量的，能够分析人体的状态，判断疾病的部位。在我看来，这是可能是一个非常有前景的仪器和领域。中医与现代工程学、信息学相结合，能够帮助我们中医解决一些看不见、摸不着的问题与困惑，中医才会走得更远，更被世界所认可和接受。世界非常大，就个人而言，未知的领域太多，跟世界上不同学科领域的人做交流，才能开拓我们的视野，增长我们的见识。这些与中医相关的仪器、装备，我更愿意将其作为是一种监测手段而非诊断工具，它们有助于我们发现人体的阴阳状态是否平衡，有益于判断我们的遣方用药是否有效，有利于评估患者的疾病风险，而非疾病的诊断工具。例如，波形由弦紧变成平缓，说明治疗是有效的；反之，如果病人本来是好的脉象，治疗过程中突然间变为弦紧的脉象，就要注意风险所在。很多人不理解，觉得感冒、咽痛只是小病小痛，为什么会进展得这么快，而在我看来，这些症状实际上只是表现，真正的问题还是源于内在的阴阳气血出了紊乱。因此，当我们在门诊发现患者身上有异常脉象的时候，应做出判断并且告知他们相应的风险，以便让其获益，得到及时地诊治。

6. 外治法

蜜炙附子含服。《三因极一病证方论》："治脏寒，咽门闭，不能言。大附子（生去皮脐），上切作大片，蜜涂，炙令黄，含咽津，甘味尽，更涂炙用"。陈无择在《市隐庐医学杂著》中指出可以用蜜炙附子治疗阴证咽痛："今有忽然喉中作响，响如打鼾，舌色白而不肿，顷刻即死者，人皆不知其为何症，诸书皆称肺绝。近人名为肺闭，其实肾经中寒，阴证喉痹，误服寒凉以致死耳，如服桂姜汤立愈……或以生川附切片，涂白蜜，（名三因蜜附子），火炙透黑收贮，临用取如细粟一粒，口含咽津，亦立刻痊愈。"另外一个方法就是，用吴茱萸或者附子研末外敷足心，《奇效简便良方》："喉症统治：生附子末，用吴茱萸亦可，热醋调敷两脚心，不论实火虚火皆妙。"《本草单方》："咽喉口舌生疮者，以吴茱萸末醋调，贴两足心，移夜便愈。其性虽热，而能引热下行，盖亦从治之义也。"生附子不宜内服，我们则可以用外用的方法发挥它的功用。再有就是，巴豆烟熏鼻喉治疗喉痹，《重楼玉玥》："夫咽喉诸疾，发于六腑者，如引手可探及刺破或前诸方治之，即效。若发于五脏者，则受毒牢深，而手法药力难到，惟用油纸捻刺，乃为第一也。盖热则宣通故以火治之，火气热处，使巴油皆到。又以火散结，以巴泻热邪，以烟吐出痰涎，此一举三善之捷法也。"《本草单方》："用巴豆肉、辽细辛等分研末，用纸卷药在中，两头捻紧，从中剪断，塞入两鼻中，一时头项冰凉，咽喉即开。"当然，以上这些信息，很多都是源于文献，我们团队还没有逐一实践过。

我们接着看，有关阴证咽痛的医案具有怎样的特点呢？首先，这些医案来源与扶阳、火神派的相关专著以及通过一定的检索式在中国知网里中找到的相关医案，按照一定的纳入与排除标准，筛选建立了由 69 则医案构成的数据库，借助数据挖掘的技术与方法，对该数据库进行分析，我们发现以下信息。

1. 望诊

可获取咽喉局部、舌象、精神状态与面色的情况。其中，舌色淡白、苔色白、体胖大、质嫩有津液等舌象信息出现的频率高，上述四者所构成的典型舌象，与黄煌老师所提倡的"干姜舌"——舌质淡或淡红，舌上有腻苔，苔多白腻，或灰黑腻，或白滑，以及"细辛舌"——舌质淡红，舌苔白滑，上罩一层稀滑黏液之说，时有异曲同工之妙。

2. 问诊

可获取诱因，诊治经过，咽痛性质与兼症信息。很有意思的是，大部分病案中均有感受风寒后，服用抗生素、清热解毒药、养阴清热等药物无效或加重的病史特征。

3. 切诊

发现沉、细、弱等脉象为相关病案的特点，手足寒出现频率＞30%，

从咽痛的阴阳辨识谈扶阳学术思想的临床运用

也比较高。

小结：适宜使用辛温药物的咽喉肿痛，常具有局部以异物感，咽后壁充血，淋巴滤泡增生，咽干，扁桃体肿大为特点；常伴精神萎靡，恶风寒，声音嘶哑，手足寒，咳嗽，纳差，便溏等兼症；舌以色淡白，苔色白，质嫩有津液为特点；脉以沉、细、弱为特点。

再看看相关病案中的病史特点：

1. 以风寒为诱因导致咽痛急性发作的病例，常对清热解毒药物与抗生素反应不佳，症见咽喉部异物感，声音嘶哑，恶风寒与手足寒，舌色淡，苔薄白，脉沉或紧。

2. 若病例对抗生素反应不佳，常可导致咽喉部异物感，声音嘶哑，咳嗽，咯痰与舌色淡苔薄白的产生；而对于清热解毒无效或加重的病例，则以手足寒、舌淡苔白、质润有津液与脉沉为表现。

3. 诱因为风寒与劳累，用抗生素及清热解毒药无效或加重等，对于舌色淡的形成有影响。

4. 沉脉，多提示诱因为风寒与劳累，清热解毒药物对病情无益，常与精神萎靡、声音嘶哑、手足寒、舌淡、苔白、脉细等信息并见。对于新发病例而言，细脉多与咽充血、声音嘶哑、扁桃体肿大、舌淡质润有津液、脉沉等表现并见。

以上这些信息，都提示医者，假如不辨识清楚阴阳真假，盲目使用清热药、抗生素效果常不好。

我们再举几个医案的例子来做赏析：

案1.《喉科心法》所录医案

舒驰远先生治一人，少阴中寒喉痹，不红肿，津垢结而成块，坚白如骨，横于喉间，痹痛异常，又恶寒喜睡，不渴懒言，舌苔滑而冷，二便不利。乃用生附子（去皮脐切片，甘草汤泡洗，先煎数十滚，然后入诸药）驱阴散寒，熟附子助阳温经，法夏辛以开之，甘草甘以缓之，黄芪以助胸中之阳，白术以助脾中之阳，接引真阳上达。

案2.《新订痘疹济世良方》所录医案

柳睛轩公之婢女，年十五六。痘未见点时，神气困顿，面赤，咽喉痛

扶阳论坛⑦

从咽痛的阴阳辨识谈扶阳学术思想的临床运用

极,头汗如雨,脉极细涩紧弱,重用芪、术、姜、附,补救元阳,稍加当归。问曰:咽痛何反用附片两半?余曰:此格阳喉痹,内是纯阴不能纳阳,故将微阳尽行逼出,而为喉痛戴阳之证。肾脏如此虚寒,非姜附何以散厥阴邪,速返元阳乎?

案3.《张爱庐临证经验方》所录医案

王(左)灼热旬余,咽痛如裂,舌红起刺,口干不思汤饮,汗虽畅,表热犹壮,脉沉细两尺空豁,烦躁面赤,肢冷囊缩,显系少阴证据……勉拟仲圣白通汤加胆汁一法。

看过了古代医案,我们再来看看当代医家的典型案例。

案4.《李可老中医急危重症疑难病经验专辑》所录医案

灵石煤矿生产矿长牛××,50岁,1983年10月31日因齿衄年余不愈求治。近1月咽部干痛,舌不能转动;痰多味咸,口干而不欲饮;动则气喘,夜多小便,膝冷;食纳如常,偶见嘈杂泛酸;脉沉细弱,舌淡胖有齿痕。近2年异常发胖,体重增加10公斤,反不如过去精力旺盛。此次就诊前,曾用大剂量维生素C,连服六神丸22瓶,出血、咽痛有增无减。

辨证:命门火衰,少阴真寒。

处方:四逆汤。

炙草60g,附子、干姜各30g,水煎冷服,3剂。

结果如何?"药后咽痛、齿衄皆愈"。需要注意的是,使用温热药治疗这种咽痛证时,要嘱咐病人把药放至常温时服用或冷服。

案5.本人门诊验案

吴××,女,28岁。2015年10月20日因"咽痛3天,声音嘶哑1天"就诊。现病史:3日前受凉出现咽痛,无发热恶寒、咽痒咳嗽、喷嚏流涕等不适。今晨出现声音嘶哑,咽中有痰感,偶可咯出,色黄白。平素怕冷怕风甚,四末凉,易头痛、腰酸痛;口干欲温饮。纳眠可,大便时干时烂,小便调。舌淡红,苔薄白,脉细,右关弦紧。月经有血块,色暗,无痛经,正值月经期。

那我给了患者怎样的处理呢?

1. 肩背部刮痧；

2. 麦粒灸；

3. 汤药：桂枝人参汤合麻黄附子细辛汤

白术 15g，干姜 15g，炙甘草 15g，党参 30g，桂枝 30g，麻黄 5g，细辛 5g，蝉蜕 10g，熟附子 15g，大枣 30，生姜 30g，5 剂。

在未开始服用汤药的情况下，经上述外治法处理后咽痛即减半，回家服用上方 1 剂后即可正常说话。

复诊时，我再处以神阙隔盐灸的治疗，目标是使其中气输转，恢复坎离之气的有序升降。作为医生，我们希望不仅解决这个病人当下咽痛的问题，还要改善患者的体质。

咽痛虽然简单，对其进行阴阳辨治，我们应如何思考？我认为关键还是在于"辨识阴阳真假"，要学着建立整体观，不能单纯根据一个局部症状辨证，要做全面整体考量，如对年龄、生活方式、习惯等方面的信息加以辨识。

通过前面的分享与学习，我们应思考，是否所有的发热、口干都是阳热证呢？是否所有的发热、口干都是清热泻火药的适应证呢？是否所有的发热、口干都是温热药物的禁忌证呢？我们应该如何辨好阴阳？如果我们要做到善于运用扶阳学术思想，重要的是辨识好阴阳的真假。阳气的重要性，各位专家已经讲过，我就不再重复了。扶阳不等于温阳，之前各位专家都已经提到了，让阳气收藏也是扶阳一个很重要的途径。我们让阳气通达、升降自如、收藏有序，是我们治疗最根本的目的。临证万象，首辨阴阳；而阴阳常常有真有假，需时刻在脑海中树立整体观，要有阴阳这混元一气的运动状态。

《景岳全书·传忠录》曰："寒热有真假者，阴症似阳，阳症似阴也。"我觉得在临床上，最难辨别的是"阴证似阳"，"其证则亦为面赤躁烦，亦为大便不通，小便赤涩，或为气促，咽喉肿痛，或为发热，脉见紧数等。"可能部分医师一见到这种情况"便认为热，妄投寒凉，下咽必毙。不知身虽有热，而里寒格阳，或虚阳不敛者，多有此证。"那我们大家在临床里面，是不是很容易遇到这种情况？！这种情况下，我们如果再接着用一些清热泻火的苦寒药物，大部分病人的效果不好，有的甚至还会病情急转直下。所以说，"热有阴虚与阳虚，俱有相似处，学者每多不识，以致杀人。"

扶阳论坛 ⑦

从咽痛的阴阳辨识谈扶阳学术思想的临床运用

有的人质疑中医效果不好、没有疗效，其实我们要反思临证有没有辨识清楚，用药是否到位。《医理真传·阳虚证问答》对阳虚、阴虚、阴盛、阳盛诸证辨识及其临证意义也有独到的见解，指出"发病损伤，即有不同，总以阴、阳两字为主。阴盛则阳必衰，阳盛则阴必弱，不易之理也。然阴虚与阳虚，俱有相似处，学者每多不识，以致杀人。"国医先贤的经验已经给我们指明了临证辨识寒热、阴阳真假的思路，只要认真地学习和继承他们的主张与经验，并能有效地应用于临床，将会大大提高我们的临床疗效。

辨层次，在辨识阴阳中，我们团队认为阳虚至少有以下 4 个层次：

1.单纯阳虚，我相信大家只要是学中医的，面对一派阴寒之象，不难识辨出。

2.阳虚阳郁，这是一种阳虚、阳郁，内有寒邪的状态。但是，这种升发之性受到了压抑，所以它郁而为热。它往往源于本身下面的肾气不足导致推动的力量有所欠缺，加上这种压抑，所以两者产生阳虚阳抑。

3.阳虚火浮，阳虚而火气上浮，这种情况下，我们许多医生用苦寒折热的办法就会更伤阳气。

阴盛格阳，这是一种最严重的阳虚状态，常见于许多危急重症，往往表现出上热下寒、里寒外热、四肢厥冷等阴阳即将离决的状态。因此，我们在临床中对于阳虚的程度要有细致而具体的把握。

辨细节，张存悌先生在《中医火神派探讨》里面，对于阳气不足的辨识，给予以下几个纬度的见解：

1.神，第一个是从神色里面去辨，目瞑倦卧、无神、声低息短、少气懒言，也就是刚才吴老师所谈到的辨阴证的秘诀。这是清代医家舒驰远在《六经定法》中所提出的，"目瞑嗜卧，声低息短，少气懒言，身重恶寒。"后世常将此称之为"阴证十六字诀"。

2.色，从唇色、爪甲的颜色进行判别，会发现面色唇口清白，爪甲青。

3.形，从形体上进行辨识，会有身重畏寒，腹痛囊缩等症。

4.舌，这个因素很重要，舌苔往往表现为暗、青、水滑。其实我们在临床里面经常可以看到这类的舌象，许多医师往往认为这表示有瘀血，接着就会选择活血化瘀法进行治疗。可是我们呢，会更多的采用温阳化气、破寒回阳的办法来解决问题。所以这种舌苔虽然黄，但都是有水滑而不燥的这种表现，舌青滑，或黑润青白色，浅黄润滑色，强调舌润滑不燥。

5. 脉，浮空、细而无力。

6. 口气，主要是指口淡吐清水，或口渴而不欲饮，欲饮而欲热饮。我发现有这样的一个现象，在院长和主任查房的时候，许多年轻的医生在汇报病史的时候，经常会介绍，口干、然后就没有下文了，而喜欢喝什么水、量多少、饮后有无腹胀等等更进一步具体的问题都没有去回答。可以概括为，口吐清水，饮食无味，满口津液，不思水饮，饮亦喜热汤。

7. 二便，大便往往是烂的，不成形的。小便常常多是清长。总的来说，就是二便必自利。

除此之外，我认为还有以下信息是值得注意的。比如说，摸一下病人两个膝盖，还有腰部和命门穴的位置，小腹和关元穴的位置是冷的还是热的。上述这些四诊信息对于我们的辨识都是非常重要的。因此在临床中不能只是会看验单和抽血结果，同时也要好好钻研中医望、闻、问、切的四诊功夫。

辨识阴阳真假的注意事项，通过对上述文献与古今治验的学习，我们在临床里面辨阴阳真假的时候要注意以下几个方面。

1. 关注高龄、久病：要注意下虚上实的症状群。结合潘教授的那个卦象的演绎，这种浮越之气主要还是因为元阳不足，寒气内盛。《素问·阴阳应象大论篇第五》中言，年四十，而阴气自半也，起居衰矣。年五十，体重，耳目不聪明矣。年六十，阴痿，气大衰，九窍不利，下虚上实，涕泣俱出矣。这段话我以为可以理解为高龄患者寒气内盛，下元不足，常会出现阴迫阳越，上热下寒，表热里寒，上实下虚的局面。

2. 关注代谢性疾病：糖尿病、高血压、高脂血症等代谢性疾病，体内水饮痰浊等代谢产物堆积堵塞三焦，郁而化热，加大寒热辨识的难度。

3. 注意不良生活习惯与体质：诸多患者，尤其是年轻患者，既往有嗜食饮冷、手淫、熬夜、过劳，或长期喜饮凉茶，或滥用、乱用清泻类药物，机体阳气逐日受损，酿生体质变化。研究显示，岭南人的阳虚体质是偏颇体质中的第一位，这里面可能会有夹杂湿与郁热，但是本底大部分都是偏于阳虚的。

4. 结合天时、地理综合考量：这个前面已经说过了，时间的关系，这里就不再赘述了。"两粤地方，天暖湿蒸，有发泄而无收藏，人之阳气外越"，清代医家所言，诚如是也。

5.独处藏奸：临证中热象十分常见，易致寒象、虚象掩而不识，故须善于独处查奸，抓住临证辨识的关键点，方可拨云见日，定其阴阳，识其真假。如舌光，但舌质不红绛而淡润；或腹痛，痛不拒按，或按之柔软，喜温，此为中气虚寒；如口干渴，但渴不喜饮或喜饮温水，此为中土虚寒，水饮内停；又如脉象浮大，重按中空，此为虚阳浮越等。如此有效病机辨识是在临证里面最难做到的，只有把这些阴阳寒热虚实都剥离清楚了，真正的病机才能暴露出来，中医的疗效才会显现出来。

我们最后再看看，郑钦安在《医理真传·钦安用药金针》中是这样写道，"余用药有一点真机，与众不同。无论一切上、中、下部诸病，不问男、妇、老、幼，但见舌青，满口津液，脉息无神，其人安静，唇口淡白，口不渴，即渴而喜热饮，二便自利者，即外现大热、身疼、头痛、目肿、口疮，一切诸症，一概不究，用药专在这先天立极真种子上治之，百发百中。"又在《医法圆通·用药弊端说》中这样写道，"用药一道，关系生死。原不可以执方，亦不可以执药，贵在认证之有实据耳。实据者何？阴阳虚实而已"。这些忠告和经验十分值得我们在临床上反复揣摩。

我们刚才强调了很容易把阴证的病人辨成阳证。但不管怎么样，辨证论治永远都是中医的精髓，我们重视扶阳，但我们不拘泥于姜附；我们重视扶阳，但我们不囿于温阳。辨好阴阳真假是我们做好中医的基础。此处我以国医前辈的语录作为此次讲演的总结，《伤寒论·辨太阳病脉证并治》中，"观其脉证，知犯何逆，随证治之。"，《伤寒恒论·太阳少阴总论》中言，"总之，用姜附亦必究其虚实，相其阴阳，观其神色，当凉则凉，当热则热，何拘以姜、附为咎哉。"

今天从咽痛这个小症状入手，跟大家分享我们走过的路，希望还能和大家一起探究中医更多深奥的问题，不对之处请各位老师、同道、学院多多指教，谢谢大家！

孙永章：刚才杨院长从咽炎入手，为大家奉上了一场别开生面的关于阴阳辨识的讲座，相信对于在座的每一位代表均是一个很好的启发，让我们再次以热烈的掌声感谢院长的精彩演讲！

参考文献：

［1］韩凡，覃小兰，罗翌.7962例急性上呼吸道感染中医证候回顾性分析［J］.中

扶阳论坛 ⑦

从咽痛的阴阳辨识谈扶阳学术思想的临床运用

111

国中医急症，2011，20（11）：1761-1763.

［2］胡旭，姜良铎.成人反复上呼吸道感染缓解期的症候学研究［J］.浙江中西医结合杂志，2005（11）：19-20.

［3］陈润东，杨志敏，林嬿钊等.中医体质分型6525例调查分析［J］.南京中医药大学学报，2009（02）：104-106.

［4］王琦，朱燕波.中国一般人群中医体质流行病学调查——基于全国9省市21948例流行病学调查数据［J］.中华中医药杂志，2009（01）：7-12.

［5］姚实林，王琦.阳虚质成因论析［J］.中国中医基础医学杂志，2008（06）：405-407.

扶阳论坛 ⑦

从咽痛的阴阳辨识谈扶阳学术思想的临床运用

《庄子·达生》——扶持精神中的阳气

冯学成

（2015 年 11 月 15 日上午）

孙永章： 下面让我们以热烈的掌声邀请冯学成老师上台，大家鼓掌。今天上午由刘力红博士为冯老做主持。

刘力红（主持人）：尊敬的冯学成老师，各位同道，大家上午好。很荣幸孙主任把今天这个阶段的主持任务交给我，我确实也感到非常荣幸，为什么呢？因为冯老师是我内心非常尊重的老师，也是我的老师。我在这里做主持人虽然非常荣幸，但也很忐忑，不知道应该怎么介绍冯老。与中华中药学会合作做扶阳论坛以来，我们一直就很注重文化这一层面。大家口口声声都会说一句话：中医是镶嵌在或者生长在中国文化这片土壤上面的一个瑰宝。但实际上直白地讲，作为中医人，在文化这一块儿的所知或者说是修养，至少从我本人来讲是非常低微的，这也造成了我们学医的诸多困难。我在历届扶阳论坛上都很想表达一个心声，就是做医生首先要明理。这也是卢铸之老先生讲的"医必先明理"。但是这个理怎么明？这个理就要靠文化来明。因为文的作用就是明，所以我们讲"文明"。

这次大会已经进行到第三天，我觉得今天上午是一个重头戏。我们能够请到冯学成老师亲临第七届扶阳论坛，请冯老给我们在文化上做一点提点甚至是扫盲，让我们在文化上借冯老的光能够上一个层面，对于我们真正地去浸透、领悟"扶阳"这样一个甚深的法脉，意义是不同寻常的。我认识、亲近冯师应该有十多年了。冯老享誉天下，他老人家有很多著作，可以说是著作等身，大家到网上搜一下就知道了。大家可能有一些了解，在佛教领域里所有的佛经都是佛和菩萨说的，都是出家人说的东西，唯独有一部经是一个居士说的，这部经叫什么经呢？就是《维摩诘经》。《维摩诘经》就是维摩诘这个老人，一个居士，一个白衣说的。而冯师就被我们当代禅门的一位泰斗佛源老和尚誉为"当代的维摩诘居士"。佛源老和尚是虚云老和尚的法子，早几年去世了。从佛源老和尚口里说出来的，大家就可以掂量一下我们冯师的学养。

今天他老人家亲临现场，主要是讲《庄子》。冯老学贯三教，但是对《庄子》，他老人家是情有独钟的。这几年他一直在讲《庄子》，《禅说庄子》已经出了无数本了，这么厚一摞。今天我们有这样一个机会聆听冯老对《庄子》的解读，并且会联系到我们这次的主题——扶阳，现在大家肯定已经坐不住，很期待了。我们就再次以热烈的掌声恭请冯师给我们作报告。

冯学成：谢谢刘老师对我的夸奖，我也不说客气话了，我们就书归正传。中医是中华民族文化的瑰宝，中医的来源是什么呢？是黄老之学，是道家学说的一个组成部分。十年前我跟刘力红老师聊天的时候，我就说我们现在不仅仅要读《黄帝内经》。因为要解释好《黄帝内经》，就必须要看更多的黄老哲学经典，首先就是《道德经》《南华经》……《南华经》也就是《庄子》这部书。我在总结中国儒释道三教特点的时候认为，儒家的特点和基本立场在于人的社会性；道家的基本立场、主要的思想在于人的自然性；佛教的着重点则在于人的精神性。当然三教对自然性、社会性、精神性都有丰富的阐述，但是不妨碍它们各有侧重。正是因为道家学说注重人的自然性，所以养生之学、中医药学就贯穿于《黄帝内经》《神农本草经》，作为我们中医药学的源头，就这样发展蔓延开了。

我们看一下中医药史，在隋唐以前基本上都是以道家人物为主。抱朴子也好，孙思邈也好，很多都是道家人物。黄老之学的特点是什么呢？

第一，是修真养性，以使我们达到长生久视。从修真养性、长生久视就衍化出了神仙派、丹道派，丹道派里面的外丹就与中医药有不可分割的关系，很多中医药的发展离不开外丹炼制药的过程。修真养性、长生久视还自然衍化出了怎样防护我们的身心，怎样延年益寿，怎样去病延年，《黄帝内经》也就应运而生了。所以《黄帝内经》是道家学说，而且是道家实践哲学里边一个非常重要的组成部分。

第二，则是清修，清静无为、清静自化，外天下、外物、外生，而达到朝彻、大彻大悟的逍遥派。"逍遥"在佛教里称"自在"，这个就是《庄子》学说所搞定的。

第三，还有治国的韬略。修身、齐家、治国平天下不仅仅是儒家的，道家可以说有更为完整的修身、齐家、治国平天下的一套方略。修真养性就是修身的范畴。而延年益寿、长生久视一方面是修身的范畴，另一方面也是治国的范畴。西汉初年，刘邦统一天下以后的"文景之治"，就是用黄老的学说来治理国家，使秦末战乱后满目疮痍，人口流失十之七八的社会迅速恢复，进入小康。文景之治的时候，司马迁《史记》里说是太仓之粟陈陈相因，钱贯朽而不可校。一吊一吊钱提钱的那个皮索子都朽了，钱都拿不起来了，非常富裕。怎么做到的呢？就是根据道家无为而治的方式，与民休息。政府对社会不干涉，对老百姓不干涉，老百姓想怎么过日子就怎么过日子，想怎么发财就怎么发财，才使得西汉帝国有了强大的物质基础，后来才能西通西域，北伐匈奴，才能造就汉武帝的雄才大略、开疆拓土的一番成就。

除文景之治以外，我们看司马迁的《史记·老子韩非列传》，他把老子、庄子、申不害、韩非放在一个传里面进行介绍，实际上就是把法家的人物作为道家的末流来进行介绍。从严格意义上来说，法家的申韩之术也是道家衍生出来的一个政治上的怪胎，它不是黄老之学的正宗，它是一个怪胎。但是它离不开黄老学说，因为它很多的策略、手段都来自《道德经》。包括《孙子兵法》和《鬼谷子》里的很多原则都离不开《道德经》里的原则。所以我们说黄老学说的确博大精深。

古人说："不为良相便为良医。"我们看中国古代这些著名的宰相，姜子牙、张良、萧何、曹参，包括唐宋各家治国有成的宰相，他们的治国方略都无不浸透着道家的思想。道家讲究节俭，讲究清静无为，皇上要清静无为，政府要清静无为，官员也要清静无为，而且要节俭。当年苏东坡在杭州当太守，衙门都要垮了，因为衙门是五代时候建的，太陈旧了。他就给皇上打报告，打了几次报告，朝廷一分钱都不批。苏东坡没办法，只有把自己的俸禄拿出来，再化了点缘，才把这个摇摇欲坠的衙门建好。你想想那时多节俭？当时皇上的皇宫在开封府是五代时候的节度使衙门。皇宫很小，完全不能跟唐宋时代的皇宫比。宋太宗的时候就想扩大皇宫，要搞拆迁，想把后花园修好一点。但是老百姓不同意，拒绝拆迁。皇上就很愤怒，找有关部门理论。有关部门的官员说皇上千万别扰民，您现在的皇宫已经可以了，您将就一点吧。皇上也无可奈何，当皇上搞拆迁都搞不动。就是当年的节度使衙门，还没有大相国寺大。大家想一下，这个皇宫多么可怜？这也说明皇上还是真正接受了黄老学说节俭、清静、无为的这么一套治国理念。

以上是开题的一些说法。现在我们就进入今天的正式话题，就是《庄子·达生》里的扶阳理念，也可以说是整个道家的扶阳理念。我们应该都

《庄子·达生》——扶持精神中的阳气

很看重自己的生命，但实际上现代的人根本不看重生命。前几天江门一个登上福布斯财富榜的老板，30多岁就去世了。8月份，90年代的全国首富——珠海的一个大老板也突然心脏病走了，心肌梗死，突然就走了。还有现在跳楼的、得抑郁症的，太多太多，这些都是不看重自己生命的。那他们关注的是什么呢？关注命运。

我常说人有三条命：第一是自然生命，用佛教的话来说就是生老病死。自然生命就是从生至死这个过程，有的人生下来就夭折了，有的活到10多岁、20多岁、30多岁，也有100多岁的，但是100多岁的很少，以前绝大多数是50、60岁。现在医疗条件好了，社会福利提高了，很多人能够活到80、90岁了，不再是"人生七十古来稀"，70岁也不稀罕了。这是自然生命。

第二是社会生命。社会生命是绝大多数人所关注的。今天想请人看相，明天想请人算命，后天请人去看风水，为什么呢？关注的是自己的吉凶、荣辱、得失，都想向富贵上去靠，都不愿意在不吉利的位置上待下去。升官发财，人之所欲也，都想升官发财。这个是命运所决定的，是命运，不是生命。

当然，无论是自然生命还是社会生命，现在大家都强调一点，要有幸福感。你的幸福指数如何？身体不健康，每天疾病缠身就肯定很痛苦、很烦恼，你的精神生命就很窝囊。在社会生命之中升不了官、发不了财，老在患难之中、折腾之中，命运老是开自己玩笑，不给力、不发力，那么，我们的精神生命也很窝囊、也很颓丧。

所以，第三就是精神生命，是凌驾于自然生命、社会生命之上的。人活一口气嘛，这个气就叫志气，不仅仅是自然呼吸之气。如果一个人连志气都没有，那活在这个社会上有什么意义呢？生命的存在、社会的存在对我们来说就没有意义了。这个精神生命，我们更应该看重。道家讲修真养性，儒家讲正心诚意，佛家讲明心见性，都是希望我们在精神性上得到提升，得到升华，进入圣贤的境界。进入圣贤境界以后，我们面对我们的生命，面对我们的命运，感觉就不一样了。

最近一些日子，我还跟朋友聊天，说烦恼来了怎么办？麻烦来了怎么办？如果一个人心胸狭小、气量很小，那遇到一点麻烦，遇见一点折腾就会手忙脚乱、惊恐万状、生不如死。现在很多老板跳楼，很多融资的跳楼，这次股灾也弄得很多人家破人亡。现在当官的也不太平，也成了高危职业。很多当官的也跳楼、自杀，更不用说很多的双规进去了。这样的社会生命是很惶恐、麻烦的，但如果你的心量大，那么麻烦、折腾、烦恼就是小事一桩，就不在意了。如果你的心量不大，心胸不宽广，小事也会变成大事；心胸宽广，大事也会变成小事。所以说要涵养我们的心性。我们逻辑、理性运行的地带称之为"心"，而"性"是我们的意志、我们的情感，当然一切烦恼贪嗔痴也是在"性"的范畴之中。我们如何去料理它，提升它？这个就是修行的人需要解决的。

我们经常讲修行、修养。"修"是什么意思？修一定要有目标，学佛有学佛的目标，学道的有学道的目标，学儒有学儒的目标，学医也有学医的目标。都想当岐伯、黄帝、张仲景、华佗、孙思邈，如果我们有这样的医术成就多好啊？我们一定要有目标，不仅要有目标还要有方法。没有方法、没有能力怎么达到这个目标？"行"，就是要实践，要实践我们所修的东西，这是修行。但是实践了，怎么用呢？一定要得"养"。修养，是要得养。如果一个人在学修过程之中不能得养，那就很麻烦。佛教里面说"教理行果"，我们修成菩萨果、罗汉果，要证果位，证果位是宗教的说法，我们就不说这么多，我们自己就说养。以前脾气不好，现在脾气变好了；以前酒色财气很贪，现在不那么贪了；以前心胸狭小，现在心胸宽阔了。这个就是得养。

如果一个人真正的心性得养、生命得养，那么这个人这100年就会生活得非常滋润。用庄子的话来说就是要达到八个字：恬淡寂寞、虚静无为，进入"无天谴、无人非、无鬼责、无物累"的这么一种境界。

我们咒人的时候说这个人要遭天谴。天谴好麻烦，老天都不放过他，那怎么样使自己做到无天谴？第二个，无人非。"谁人背后无人说，谁人背后不说人。"是非在社会上是永恒的话题，只要有人的地方就有是非，我们能达到无人非的境界吗？无鬼责。有的人不怕人而怕鬼，冥冥之中，天网恢恢，疏而不漏。怎样达到无鬼责？"平生不作亏心事，半夜敲门心不惊"，有这么一种太平感，那是不简单的。无物累，这个"物"是什么呢？物质财富是物，名利地位也是物，我们要不为物累，如果心中有物，还有种种心事，都是拖累我们自己的物。所以，一方面我们不为物质层面的物所拖累，第二个也要不被精神内容所拖累，要达到清静无为，自由自在。很多学佛法的人都问我，学佛法到底什么意思？我说学佛法很简单，就两件事：一个是得智慧。佛教是智慧的法门，不是愚蠢的法门，一定要得智慧；一个是要得自在，如果不自在怎么行呢？

所以我今天讲的这个，还有一个题目就叫作"扶持精神中的阳气"。这几天听到不少人在说，刚才也有人在问刘力红老师说一个人可能得了抑郁症，怎么办？找了很多著名的医生都搞不定，要请刘力红老师施以慈悲。什么叫抑郁症？心里阴气多了就叫抑郁症。我经常说一句话，每一个人都生活在自以为是的世界里。用西方叔本华的话来说，就是世界是我的表象，整个宇宙世界就是我精神中的表面现象而已。用佛教的话来说就是"三界为心，万法为识"了。我们每个人都生活在自以为是，当然还有自以为非的世界里。我们怎么判断我们人生的价值？怎么面对我们心里来来去去海量的精神内容？实际上，我们每天只要一睁开眼，各种念头就如长江之水哗啦啦永不停息。这些念头承载了什么样的内容？无外乎就是七情，喜怒哀乐忧恐惊，这个是实质性的东西。喜怒哀乐忧恐惊里当然有这样事那样事，家里的事，机关里的事，企业里的事，江湖上人事关系里的事等等。事归事，但事会转化为一种情绪，这种情绪自然不外乎就是喜怒哀乐忧恐惊。我们怎么在面对各种各样的事物的时候不情绪化，不让喜怒哀乐忧恐惊这些不良的东西出现？有人会说，喜怒哀乐忧恐惊，乐和喜应该是好的吧？这七条里那五个不好，这两个应该好。对，这两个是比那五个好，但是庄子在《至乐》里说无喜无乐，无苦无乐才是最高级的境界。恬淡寂寞，哪有苦乐可以呆的地带？都不是苦乐可以呆的地带。为什么都不好呢？因为他们都是要消耗我们的元阳的。

上两个月，拿我自己来说，流年不利，天克地冲。在座的也有命相学得好的，应该懂。我今年是流年不利，犯关，天克地冲，伤官见官，身体也是下半年疾病不断。没办法，只有放下一切，把养字诀记起来，要养。

大家都知道闭目养神，其实还要闭耳养神。有的人一进到卡拉OK厅，那个声音震耳，心里心脏病都要发。到车间里去，那个机器轰鸣声，那些挖沙石、铲沙石的声音，谁受得了？心脏有问题的人根本受不了。还有一种人心很累，上床睡不着觉，千思万想到天明，那也是非常折磨人的。怎样使自己能达到祥和？《菜根谭》里有一句话叫"天地不可一日无和气，人心不可一日无喜神"。这就是注重扶阳，它是扶持心中的阳气。我这么十多年来有一句口号就叫：养和气，养喜神。在江湖上行走，在复杂的人际关系之中一定要有和气，不能有戾气，不能有凶暴之气。而心中一定得有喜神，你才能有和气，有和气的人一定有喜神。

庄子在《刻意》篇里面还说了两句话："静而与阴同德，动而与阳同波。"刘老师的启蒙老师李阳波，估计名字来源就是"动则与阳同波"。怎样与阴阳和谐共处？万物负阴而抱阳，因为阴阳是现现成成的。我们这个身体父母给了就是现成，但是随着我们生命的流逝，阳气是一天比一天少。到了殡仪馆里，身体的阳没了，就是死人了。所以阴是随着我们的生命越来越厚实，阳是越来越衰弱。庄子在《齐物论》里说："近死之心，莫使复阳也。"快死的人了，你想让他的阳气重新提起来，不论用四逆汤也好，补神汤也好，救不起来的，没用的，晚了。所以扶阳，从年轻的时候就应该注意，在日常生活之中就应该注意。

　　庄子在《达生》篇里面对这个讲得非常到位，我在这里就简单给大家介绍一下《达生》篇的一个根本观点。《庄子》33篇，《达生》篇只是外篇中的一篇，但这一篇开宗明义，说什么呢？"达生之情者，不务生之所无以为。达命之情者，不务知之所无奈何。"达生之情，"生"是生命，通达生命之情。生命是自然性的，我刚才讲了。你不要去做有害生命的事，有损生命的事。现在的人胡吃海喝，得了糖尿病、痛风、心脑血管疾病，你说这个是自然病吗？不是自然病，是社会病。因为社会应酬太多了，社会繁荣了，大家吃喝不成问题，本来十块八块可以解决肚子问题，现在非得上千元的酒席。这样胡吃海喝，不得糖尿病，不得痛风，跑得了吗？还有都市的夜生活、夜工作，晚上12点不睡，1、2点钟不睡。我们搞中医的、搞传统养生的都知道，要守子午二时，到晚上九、十点钟就要睡觉。《黄帝内经》里春夏秋冬作息时间说得非常清楚，这里我也不转述了。但是现在的人，特别是职场上的人，谁去管这些？特别是年轻人，不到12点，不到凌晨2点绝不睡觉，早上不到12点绝不起床，很多人就是这样把自己的身体搞坏了。

　　"达生之情者，不务生之所无以为。"我们生命需要怎样的保养、保护？我们一定要有养护生命的基本常识。包括现在很多学医的人，有些还是很高明的医师，到了酒桌上，茅台一铺，先拿四瓶，喝完再拿四瓶。今天一个人不喝一斤不走，茅台喝完又洋酒。因为很多高明的医生身边的达官贵人多嘛，今天这个请，明天那个请，都免费吃喝。但这样就不行，当医生的首先自己要把养生之道搞好才行，要爱护自己的生命，尊重自己的生命，你才能尊重他人的生命。所以生命中一系列不健康的生活习惯，一定要下决心改掉，不要缠绕在你的生活习惯里面，一定要养成一个良好的生活习惯，这就是扶阳。扶阳是涵养我们阳气的，生命之阳的基本方法。有些病，吃药也未必解决问题，大夫也没办法。像糖尿病、肾坏死的，这

《庄子·达生》——扶持精神中的阳气

些谁有办法？白血病等各种癌症，你有办法吗？只有平时注意生命的养护，注意扶阳，才有可能避免。

当然，还有很多病是自然病，自然病就是风寒暑湿嘛，五气所伤，六淫所致。但是现在人得的是自然病有多少呢？伤风感冒有多少？跌打损伤有多少？一般只有老年人骨质疏松以后摔了一跤，然后骨头碎了。实际上，现在绝大多数人得病还是社会病。首先一条，抑郁症。据说现在城市里的人50%都有抑郁症，多可怕？抑郁症是心病，心病还需心药医，真正的药物未必有多大的作用。用西医的方式来治也是很麻烦，都是预后不良。心理分析师我也认识不少，他们自己接受了若干的精神垃圾后不能消化，不能转化，结果把自己的抑郁症也引发了，这是很可悲的。大家看这些搞心理分析的人，你们仔细观察，他们好多自己心灵的阴影也是非常深厚的，难以自拔呀。

那么什么东西可以解决这个问题呢？道家学说，特别是《庄子》。我经常讲三气，第一，一个人需要有庙堂气，当领导的没有庙堂气怎么行？当老板的没有庙堂气怎么行？第二，还得有山林气，山人自有妙计，到山林里，不管是寺庙也好，道观也好，学一点出世间法，当当诸葛亮，当当张良、刘伯温。玩点这些学问，离世间、离社会远一点的学问，那你就不一样了，会感觉很舒服。第三，当然还得有英雄气，有创造力，有担当力。一个人有庙堂气、有英雄气、有山林气，怎么会得抑郁症？不可能得抑郁症。得抑郁症的人都是心胸不开阔的，心量狭小的人才能得抑郁症。所以我们说"达生之情者，不务生之所无以为。"心量的大小是社会性引发的心理素质，它是精神性的一个方面。

还有一个达命。"达命之情者，不务知之所无奈何。"达命，命就是命运，我们怎么通达命运？是不是请个算命先生给我算算命，算命先生就通达命运了？我们看到很多算命的自己也是贫贱之辈。中国历史上从来没有什么算命先生大富大贵。袁天罡、李淳风这些有名的，在国家政府里也就属于太史类，天文台台长、气象局局长或者是地质部部长之类的，更不提江湖上摆摊子的这些了。司马迁有河渠书、历书、日者列传、天官书等，他对天文地理这些都非常熟悉。对命相，谈相的，首先是在《史记》里讲到的许负那一群，这些面相学大师能不能掌握自己的命运呢？未必。所以庄子在其他文章里就说："无可奈何而安之若命。"

我们都在过去、现在、未来的时空中穿行，过去的已经过去了，你把它抓不回来，没有后悔药可吃；未来的永远都是未来，你不可能把未来抓到手心里玩。已知的永远是有限的，未知的永远是无限的，这都是在庄子学说里面反复强调的论点。为什么呢？用时间来说，宇宙的时间无穷无尽。人生的时间有 100 年，但 100 年之中我们都只能生活在现在这个时间段里。现在这个时间段是很窄很窄的时间段，是一小时吗？不是。一分钟吗？也不是。一秒钟吗？也不是。它就是一个当下的感觉而已。这个感觉以前的就是过去，你能把它找回来吗？当下的感觉还没开展，就是未来，未来的东西你能掌握住吗？还有天地、人物，各种社会关系网络的运行，时局、时事、时机，国际的、国内的，我们这个省的，包括还有扶阳论坛的，在座这么多的人的，各种各样的因缘。你能不能把这些因缘拿在手里玩？不可能。我想升官，不可能。我想发财，不可能。我想成为张仲景，不可能。我想成为孙思邈，也不可能。因为这些是无可奈何的，你就是你，你不是张仲景，你不是孙思邈，你也不是唐宗宋祖。命运是无可奈何，而我们要安之若命。孔夫子说："未知生，焉知死？不知命，无以为君子也。"这是孔夫子说的，庄子谈到这个就更了不起了，达生之情，达命之情。要通达生命之情，要通达命运之情。

　　下面庄子就对生命谈到了他的一些感觉，什么感觉呢？就谈到了生命离不开形体，形体离不开物质的支撑。养生必以物，要养育我们的生命就离不开物质条件。吃喝拉撒睡，我们都需要物质来滋养我们的生命，需要食物，需要衣物，需要住房，行住坐卧，都离不开物质条件。但是呢，"物有余，而形不养者有之矣"。像我们以前过灾荒年一样，在座的老先生都是经历过灾荒年的。60 岁以前的人都经历过，60 岁以后的就很少有经历过灾荒年的了。那个时候天天都想吃，做梦都在想吃，那是属于饥饿的状态。在改革开放以前绝大多数人还处于半饥饿状态，改革开放后 80 年代的中后期，城市人口才真正告别了饥饿状态，进入温饱了，广大农村还有很多人并没有真正进入温饱状态。现在估计中国还有几千万人，还没有真正解决温饱问题，但是大多数的中国人已经解决温饱问题了，特别是城里的人。"物有余，而形不得养者有之矣。"在北京，我看到我朋友的孩子，十几岁就已经 100kg 了。物有余嘛，但形不得养。为什么不得养？年轻的孩子十多岁就有糖尿病了，有痛风了，这多可怕？还有一些小女孩七八岁就已经发育来月经了，当然这个一方面是食物污染，但也是"物有余，而形不得养者有之"。还有很多当领导的、当老板的，大家在网上也可以看到，很多

《庄子·达生》——扶持精神中的阳气

亿万富翁、明星跳楼的跳楼，跳河的跳河，吃安眠药走的也不少。为什么呢？都是"物有余，而形不得养"。为什么他们不得养？

有生必有形，有我们的生命必然有承载我们生命的躯体存在，但是"形不离而生亡者有之"，好像这个人还在，但是生命，包括精神，好像已经不存在了。5·12地震以前，我经常夏天到青城山的圆明宫去小住。那儿有一个老太太，20年前已经住在那里一个小房子里面，那时75岁。她住进去以后每年五一过了才从小房子里边走出来，走出来也不离开那个门槛，不离开那个房檐。到每年国庆节以后就又进屋了，坚决不出门，她就是准备住在那里等死。因为她有一身病，她的干儿子在圆明宫当家，她就到圆明宫等死，这样死了以后好葬在青城山。结果一等就是20年，她到了95岁以后才死。那时，一张过期的报纸她可以看一个月。一个月就是一张报纸反复看，看了又看。她这个干儿子每天送点饭过去。当然那个房子也不敢恭维，一间很破烂的房，可以遮风，可以避雨，如此而已。这个老太太就是"形不离而生亡者有之"。很多植物人，很多心已经彻底死了的人，还有精神疾病的人，都是身体还在，实际上精神生命已经没有了。

我们看《庄子》里面谈到的原则，《达生》里面的原则。今天在座的都是中医学的爱好者，有一些是专业从事中医学的工作者，一定要牢牢记住《庄子·达生》篇这么两句："达生之情者，不务生之所无以为。达命之情者，不务知之所无奈何。"这个就是我们立身处世的根本原则。对于生命我们千万不要去折腾它，一定要好好地养护它，对于命运我们要随缘，不要去打妄想，不要去胡思乱想。我们要安分守己。儒家学说孔夫子谈君子素位："素贫贱，行乎贫贱。素富贵，行乎富贵。素患难，行乎患难。"要有一种平常心。

很多人也请我讲《易经》，我说《易经》就八个字，很多讲《易经》的都不知道这八个字。哪八个字呢？首先就是"知位守位"。因为《易经》六十四卦，每一卦六爻，每一爻都有位。你学《易经》，不知道知位怎么行？什么叫位？位就是每一个人在人事网中的一个纽结，通过这个节点，四通八达，可以联系到各种各样的人事关系。这个位可能在上面，也可能是中间，也可能在下边。位是变的，你年龄在变，这个社会在变，小学生、中学生、大学生、博士生也是在变的嘛。打工仔到老板，他的身份也是在变的。但是变的前提一定要知位，知道自己的身份，而且要守好这个身份，在本分上做好自己的事情。后边四个字叫"知权达变"。不知权达变怎么行呢？这个是《易经》的精髓，就这八个字。所以学《易经》并不是我们要看吉凶，我要去算命，这样那样的。那些都是攀附因缘，不能独立做主的，我们需要做主。为什么需要做主？这个主就是阳。

达生之情者，生是自然性；达命之情者，命是社会性。通达自然生命和社会生命的是精神，精神是什么？精神就是阳。我们一定要扶持心中之阳，一定要扶持心中、精神中的阳气。当年5·12大地震的时候，很多人这样去救灾，那样去救灾，还要搞什么心理咨询服务。我说现在就是缺少一条——扶持心中的阳气。不止心中的阳气，而是要扶持心中的正气。因为阳气肯定是正气，我们心中的阳气是什么？光明正大是阳气，利他为公是阳气，有欢喜心、布施心是阳气，大智若愚这样的都是阳气。那些玩阴谋诡计的、阴阳怪气的就是阴气，心胸狭窄的、怨天尤人的是阴气。

我们在学习传统文化的时候，我经常说我们要观察语言，通过语言来洞彻人的精神状态。语言有阴阳，有的人说话阴阳怪气的，有的人说话躲躲闪闪的，有的人说话慷慨激昂的。语言里面有真假，有的人说真话，有的人说假话。真话属阳，假话属阴。有的人假话说多了，晚上睡觉都睡不着，因为骗人，心里良心不安嘛。有的人说话刚，有的人说话柔，刚算阳气吗，柔算阴气吗？这个还得有一说，过刚也不行，柔得恰到好处也是光明智慧。有的人说话粗俗，有的人说话高雅。我们去判断别人的精神，我们自己也一定要心胸开阔，使我们的气量、气局都得到提升，得到拓展。这个气局气量的提升、拓展，我们境界的提升，都是属于阳。如果我们的境界没有，心胸很俗气，想的都是一些酒色财气、小肚鸡肠的事，一肚子的阴谋诡计，天天都怨天尤人，搞些是是非非，这些都叫肚子里面的阴气。阴气重的人得抑郁症的可能性就大了。

面对孩子教育这个问题，我呢也算是名声在外，很多搞少儿教育、搞私塾教育的都来找我。谈到小孩的教育，我就谈到了几条，我说千万不要把小孩子陷入读经的死胡同之中。王财贵先生提倡少儿读经。学龄前的孩子，3岁就开始一天8个小时读书、背书，把很多小孩子都读傻了、背傻了。小孩是涵养心性的时候，不是学知识的时候，他们需要天伦之乐。小孩子跟父母在一块儿有安全感，跟外人在一起就没安全感。小孩子就是要快乐、健康、灵动，这个就是他们的天性，玩耍就是他们天性。我们看动物世界里的小狮子、小狗、小狐狸、小狼，这些小动物小时候都是在玩，在玩中自然有学习。小孩应该跟同龄人在一起，应该跟父母在一起，并不是学知识。学知识是学龄后，七八岁以后才开始学。孔夫子都是十五才有志于学嘛，你把学搞那么早干嘛呢？很多人不注意，在 7 岁以前强行灌输给小孩子，就把孩子的元阳之气给折腾了。小孩子有元阳之气，但是很弱，他们需要在游戏之中、在天伦之中涵养。这个涵养一直要到他成人、成年，起码要到 16 岁乃至 18 岁才能够心性成熟。心性是一个巨大的仓库，它是有容量的。心性健康的人容量大，心性不健康的人容量小。现在有一些小孩子，学校老师批评了几句，同学欺负了他，他就跳楼，另外割脖子的也有，割手腕的也有，非常脆弱，弱不禁风，这个就是他们的心性，也就是他们的阳气受损了。这些都是家长，包括搞少儿教育的人不知道其中厉害造成的。当年广东省私塾协会的会长跟我交流，我就专门跟他谈了一下少儿教育的若干问题。包括还有台湾的一些朋友搞少儿教育的，我也专门谈了这些问题。

扶持人生的阳气就要从小孩子抓起，作为我们成年人来说也一定要有欢喜心，一定要有喜神，一定要有和气。一定不能涵养心里边的阴气、狠毒之气、怨毒之气、是非之心、得失之心，一定要把它置之脑后，像排毒一样把它排出去。如果我们不善于精神排毒，精神的毒素多了，阴气就越积越重，那么没有风寒暑湿、五运六气，也一样会得病，而且得了病还没有药医。自然而然地得了自然之病，很简单的一些药就能治好。阴气积累的病，那个是要一天几个小时，而且要连续几个月地来搞，你受得住吗？我们又不像心理分析师，一个小时几百块。我从来都是免费，不收分文。大家坐下就聊天，把气氛调理好了，把他的心结解开。要善于解心结，要给他灌输心阳，把心里面的阳气给他灌输进去，把他自身元阳调动起来。自身的阳气起来才行，光靠药物不行。附子是大补、扶阳，但是遇到有抑郁症的人、精神有问题的人，附子下去也没用。

安神疏肝理气有没有用呢？缓解一下可以，但是不能治根。心病还需心药医。提升我们的阳气，这是有方法的。刚才我说到了修，怎么修？《黄帝内经》这些道家学说谈到了。当年我就跟刘力红老师说，我建议你们那儿还是多搞一点道家的东西，特别是《庄子》。因为《庄子》里的许多寓言也好，道理也好，跟佛教是通的，跟儒家也是通的，不仅讲道理，很多实修的功夫也在里边。如果我们能够认认真真、老老实实地按照《庄子》里面所讲的东西做，那就是修。比如说《庄子》里面谈到的心斋、坐忘，这都是很高的修为方法，"勿听之以耳，而听之以心，勿听之以心，而听之以气。听止于耳，心止于符，气也者，虚而待物者也"。

听之以气，我们平常讲"听"也就是看的意思，我们眼耳鼻舌身都是向外开放的窗口。我经常对学佛的人说："我是谁，谁是我？"首先谈到"我"的封闭性，别人不可能进入"我"的精神深处的，"我"是封闭的，每个人都有"我"，谁能够进入别人心里的那个"我"中去？没有办法，谁也进不去，孙悟空也进不去。进不去别人的那个"我"，那个"我"是铜墙铁壁，谁也进不去，自己也出不来，自己被这个"我"字牢牢地捆绑住，你也出不来，只有如来才出得来。同时这个"我"也有开放性。开放性在哪里呢？眼耳鼻舌身意，它开了六道门，与外界交流沟通，眼耳鼻舌身意可以与外界沟通，内向外释放，外向内输入。尽管具有开放性，但是这个"我"还是"我"，动都不动，这个"我"还是永恒的封闭。但人还有一个判断性，《庄子》里面谈是非，是亦彼也，彼亦是也。此亦一是非，彼亦一是非，是亦一无穷，非亦一无穷等等，这些属于判断。这个事行不行？对不对？每个人都处在判断之中，眼睛一睁开就在判断。这个判断就承载了人类的文明，人类的一切文明就是在这个判断性上建立起来的。这个判断——是与非，就是逻辑的基础，用佛教的话来说它就是根本智，用逻辑学来说就是逻辑的根源，用计算机来说就是 0 和 1。万法之源就是"是非"这两个字。"是非"这两个字产生了无量的善，也产生了无量的恶。善恶都因是非而起，我们怎样关闭为恶之门，开启为善之门？为恶之门就是阴，为善之门就是阳。我们讲扶阳，就要把为善之门打开，向善之门打开，而且广为传布这方面的逍遥、自在、智慧。因为善本身就是智慧，恶本身就是愚痴，这个是没有道理可讲的。

一个君子，心胸宽阔的人，心胸宽阔本来就是智慧。去哪里找智慧？我经常说"公"就是最大的智慧。"私"好像很聪明，打小算盘，但就是他眼前的、个人的这么一点点，涉及很小的因缘半径，能有多大的智慧？就是玩小聪明而已，在《庄子》里面称之为"小知间间"，削尖脑袋去玩点这些东西。"大知闲闲"，大智慧的人安详、安定、和平、祥和，心胸广大容纳了无穷的因缘。那无穷的因缘和无穷的因果都在他的肚子里面装着，你说他能不智慧吗？以前古代官场里面说"公生明，廉生威"。有公心的人才有真正的智慧，因为他没有私心。私心是蒙蔽智慧的烟雾、雾霾，私心、贪心一来就把我们明镜一样的心遮蔽了，我们心灵的作用就起不来。私心就是被污染的心灵，心灵被污染了，哪里来的智慧？这个道理非常的简单。

怎样使我们的心空而灵、虚而妙？用《道德经》的话来说，就是"致虚极，守静笃"。怎样使我们的心虚、虚、虚，乃至虚之极？使我们的心静、静、静，乃至静之笃？这样才会使我们的智慧升起。智慧是光明，光明就是阳，阳才是光明，阴就是黑暗。我们说精神里扶阳，"阳"无法用西方的话语去精确解释，因为中国有中国的一套语话系统，这套语话系统千万不要生硬地与西方接轨。我们中国的阴阳五行、天干地支是无法用西方理论来解释的，我们无条件接受就可以了。这些是属于灵性层面的，需要悟性，去感觉阴阳五行、天干地支是怎样在造化之中和我们自身之中运行、运作的，是怎样在我们的生命、命运之中流淌的，是怎样使我们在社会关系之中运作的？这是我们需要好好思考的问题。但是千万别用西方的实证主义和在实验室里面玩这个。对在实验室玩这个的人，也别去附会。200年来，想这样搞的人也不少，未必能够成功。我想留着两套话语体系也可以，西医按照西医的路发展，不错啊，西医是广阔天地。中医按照中医的路走也是广阔天地，这个也是互利互惠。千万不要相互折腾，自己别去折腾自己就最好。

中国讲究天人合一，对此我有我的解释。天就是自然性，人就是社会性。天人合一就是自然性和社会性的和谐。我们是否能够做到自然性和社会性的和谐？首先要自己跟自己做到和谐。自己的自然性是什么呢？就是我这100多斤的身体，不要让社会性去折腾。社会性怎么折腾？社会性的工作、人事关系，这样应酬，那样差事，这些折腾人的就是社会性，现在社会性的疾病太多。我们也在提倡回归自然。昨天我在书院里讲，我说回归自然非常简单，这个也合阴阳之道。老板们都喜欢到雪山、草地去回归，到非洲草原去回归，但这得有钱和时间，我们小老百姓怎么回归呢？另外，雪山、草原不是你的，你也不可能长待，整天让你在峨眉山、九寨沟躺着，每天几百块的门票你也付不起，别人要赶你走。那么怎么回归？实际上，还是"一阴一阳之谓道"。白天是属于社会性的，我们在社会中工作，在社会中运作，每天好好地去尽自己的社会责任，把工作干好。千万不要干违心事，千万不要干有损我们生命、身体的事，这就很好了。晚上就回归自然，上床睡觉。我们的五脏六腑是自然的，我们的头颅，我们的四肢百骸是大自然的，我们这100多斤的身体是大自然的。每天为社会性服务很劳累，晚上我们就回归自然，身心得安，躺在床上打呼噜也很幸福。当然现在呼噜也是病，很多猝死的人就是晚上打呼噜没打过来就猝死了。睡得香甜，的确是人生一大享受。

白天是阳的世界，晚上是阴的世界。我们讲阳间、阳寿，看房子都看阳宅。我们都想阳寿长一点，阳宅好一点。选择房子坐北朝南，紫禁城衙门都是坐北朝南，为什么呢？向阳，向阳的地方养人。白天也是养人的，不能说白天也去睡觉，阴阳颠倒了也不行。到晚上则一定要睡好，我们的五脏六腑、四肢百骸白天辛辛苦苦地为我们工作、思考，夜晚还不让它放假休息怎么行？所以晚上一定要睡。以前我10点多睡，但是毕竟还是思维型的人，上了床以后脑袋不停息。我经常说身不由己，心也不由己。一分钟以后说什么，你知道吗？一分钟以后你脑袋想什么你知道吗？你不知道的。明天你会做什么事，你知道吗？不知道。明年有什么因缘你知道吗？不知道。晚上你上床的时候，脑袋里会想什么，你知道吗？不知道。什么时候能睡着，你也不知道。但是肯定要睡呀，实在睡不着吃安眠药也得睡。以前10点钟睡觉，我的经验是什么呢？我是思维型的，老是思想刹不住车，要12点才能真正睡着，有2个小时的缓冲区。现在我就8点钟就睡，8点钟睡效果非常好。刘老师给我打电话老打不通，说冯老师怎么关机了。因为我现在已经改成晚上8点钟睡觉，早上4点钟就起床。

我一看《黄帝内经》，上面就写了要日出而作，日落而息嘛。春夏秋冬四时都是与时俱进。怎样使自己睡好觉？真正8点钟睡觉，入睡的时间不像以前，如果我12点钟睡觉就通宵不寐了。过了那个时间段，虚阳外浮，根本无法入睡。如果你能够在8点钟睡觉，什么夜生活，这样那样的热闹跟我没关系，心能放下。黄帝当年去见广成子，在《庄子·在宥》篇里，黄帝捐天下而见广成子。这些当成公案故事也好，寓言也好，非常有趣。广成子对黄帝有什么样的教育，什么样的开示呢？就叫他"无视无听，抱神以静"。眼睛不要去看，耳朵不要去听，要抱神以静。大家都知道闭目养神，但闭耳也养神，闭心更养神，叫无视无听。学佛的人都知道"无眼耳鼻舌身意，无色声香味触法"，这是《心经》里的，在《金刚经》里说的则是"不应住色生心，不应住声香味触法生心"。在《庄子》里面就是"无视无听，抱神以静"。把我们的眼睛关闭了，内不放出，外不放入，耳朵也关闭了。我们的鼻子舌头关闭很容易的，主要是眼睛和耳朵不容易关闭，只要外边有光彩，身边有音响，我们就心神不宁了。眼睛耳朵还容易打发，心更不容易打发。我经常对一些喜欢打坐的人，我说你坐在蒲团上，心放在什么地方？他不知所云。我说你在蒲团上还是一样的胡思乱想，孙悟空大闹天宫一样的在心里边闹。他一下就笑了，他说冯老师你怎么知道我心在闹。我答，心用佛教的话来说是八识田中的种子，就像我们看到池塘里面一样。池塘里不断地有沼气泡冒起，我说下一秒你知道是哪个沼气泡会起来？哪个沼泽池塘里的气泡会起来？你不知道。打坐的时候，你眼耳鼻舌身都静下来了，你心里什么念头起来你也管不着，它不听你指挥。我们的理性实际上是很有限的，既管不住自己的嘴，也管不住自己的眼睛。看见美女，眼睛一下就过去了。听到哪里的股市好，哪只股票牛，马上手痒了，就想去买了。哪家的餐馆味道了得，于是乎腿就想过去，舌头就伸过去了。看到哪位升官发财了，腿也要跑勤点，就要去攀附一下。对不对？

那心里边怎么料理？这里面说的"抱神以静"。我们都经常说抱元守一，但很多人对这个"抱"没有感觉，什么叫抱？只有初当母亲的人才知道什么是抱，把刚刚生出来的婴儿抱在怀里，冷了、热了、饿了、要大小便了，当母亲的简直清清楚楚，她跟自己的婴儿完全是一体的，自己的命就是婴儿的命，婴儿的命就是自己的命。这种关爱，整个身心全力以赴、全神贯注都在婴儿身上，这个才是抱。当然，初当父亲的、爱小孩的人也有这样的感觉，自己的第一胎孩子出来了，抱在怀里边"金不换"，那简直是命根啊，比命根还重要，这个是"抱"。当然我们看见母鸡孵小鸡，在抱蛋的时候，在带小鸡的时候，也体现了"抱"的精神。动物世界里，你看老一代的生育，都有"抱"的精神。

我们对自己的精神有没有这种"抱"的感觉，像母亲对赤子一样的关照？我们对自己的精神都像是开了无限的支票一样，广为透支，无限透支。我经常说，我们的精神就是一个煤气罐，用一点少一点。实际上我们的阳气，也是用一点少一点。抱神以静，实际上就是抱阳以静。神就是阳，没有了阳气哪里有神？精气神都离不开这个阳气，都离不开这个元阳。《易经》里面说乾卦，元亨利贞。元者，善之长也。元是什么？元就是阳，是元阳、纯阳。是众善之长，天下之始，万物之本。我们怎样善待它，怎么去料理它？这个抱神以静，一是要抱，一是要静。如果我们抱着小孩子去打篮球、去打网球行不行？不行。去逛超市行不行？也不行。小孩子，尤其是脆弱的婴儿，在超市里面人来人往，传染了怎么办？不留神地跌下去怎么办？所以抱神一定要在家里，安安静静、全力以赴、全神贯注地，不能分神，才能称之为"抱"，不能分神才能称之为"静"。"致虚极，守静笃"这个是功夫，"抱神以静"更是功夫。

《庄子》里黄帝谓广成子曰："无视无听，抱神以静，必静必清，勿劳汝形，勿摇汝精，乃可长生。"不仅要静，还要清。勿劳汝形，我们现在很多人都是过劳死，特别在职场上的高管、老板、公务员们中，很多人都有慢性疲劳综合征，拿中医来说就是五劳七伤了吧？这个就是劳形。庄子借广成子教育轩辕黄帝说"勿劳汝形，勿摇汝精。"我们的形体需不需要劳动？需要。打打太极拳，散散步，是可以的。我们看奥林匹克运动会上的冠军，很少有长寿的。拳击冠军有长寿的吗？百米跑的冠军有长寿的吗？举重冠军有长寿的吗？没有长寿的。反而音乐家、画家等艺术家长寿的多，为什么呢？因为很多人的形体透支了。适当的劳动可以，以前的农耕时代，只要没有灾荒和瘟疫，就是"莫笑农家腊酒浑，丰年留客足鸡豚"。能够天天有这样的生活，年年有这样的生活，老百姓的日子就很好过了，长寿的人就比较多了。所以，要适当地劳动，适当地休养。白天属于阳，你就要动，就该劳动。但是"勿劳汝形"，别去过劳。

"勿摇汝精"，这个"精"就是精神，我们的精神也不能过耗。我这两年写了25本书，累得我死去活来。为什么要出25本书呢？因为出版社签了合同，要兑现，就必须要出这25本书。那个强度很大，所以就耗了心阳。先是耗心血、心气，乃至心阳都耗了，累得头几个月死去活来。刘老师都来关照我，给我把脉，前两年就警告我："冯老师，你要休息啦，谨防心脑血管出问题。"我说好吧，还是要养。所以后两个月，我就一切放下，进入了"勿劳汝形，勿摇汝精，目无所视，耳无所闻，抱神以静"的状态。两个月就迅速恢复，所以要把这个路走下去，毕竟已经奔七的人，已经老年了，早就退休了，何须在江湖上这么累。以前我是五分养五分耗，但是发现五分养养得不够，五分耗耗得太过，以后自己给自己立的标准就是九分养一分耗。我毕竟不是年轻人了，而是老人了，不用再去闯荡江湖，建功立业，打造自己的天地。老有所养，叫养。所以作为大夫来说，面对自己的病人，特别是老年人，就劝他们养，哪怕是年轻人一定要他们晚上得养，晚上千万别去耗啦。耗一点没办法的，要养家糊口，怎么不耗呢？但晚上一定要得养，这样才行。

"勿摇汝精"，我们的心一定要得以养，不能去耗。有人问我脑袋怎么用？或者心忙、心累，怎么才能入定？很多学佛的人来找我，学道的人来找我，问我怎么入定？我说入定，大家都没有那个本钱，没有这个本事，我也没有这个本事。但是我有一个中庸之道，就是心不要那么忙。现在的年轻人一秒钟几百个念头同时来，像我年轻的时候也一秒钟几百个念头哗地就来了，现在不行了，已经成了老头子了，思维的频率慢了。我们怎样使自己放慢思维频率？深思熟虑，不是我们运算速度越快就叫深思熟虑，有的时候放慢思维节奏，在放慢的过程当中，我们所观察的对象说不定就更清晰。就像曝光一样，晚上要用照相机给星星照一张照片，如果快门时间只用 1/1000 秒甚至 1/100 秒，你什么都看不见；但如果你 1 分钟咔嚓一下，这个星星就清清楚楚了。为什么呢？因为镜头的频率放慢了，不清晰的地方就清晰了。所以很多浮光掠影的东西，我们只要放慢我们的思维节奏，就可以看出里面的门道来，看出里边的精彩来。

另外，放慢思维的节奏，实际上也在养气，也在养我们的阳气。扶阳我认为还要扶养阳气。如果只是扶，自己不去养，扶的东西离开了，这个阳气也就没了。如果立足于自身，能够养，这个阳是我自己养的，是我自己的，我自己去养它。抱神以静，是抱养以静，我自己在养。这个扶的东西没了，这个阳依然在我身上，依然在我心里，那还会得病吗？那不会得病了。我们看道家学说里的理念非常多，这两年我出的《禅说庄子》，《庄子》一共 33 篇我已经讲了 26 篇，也出了 26 篇，分成 16 本出版的。古今以来像我这样大规模出《庄子》的还没有。我讲得非常非常细，希望喜欢黄老学说、道家学说的人能够把这个书看一看，作为学习中医的一个补充，作为学习《黄帝内经》的补充也可以。因为庄子学说有很多养心的东西，有很多功夫上的东西。现在到外边去广访名师，很多的名师你未必访得到，访到名师也未必会教你。与古人为伴，与古圣贤为伴，拜古圣贤为师，这个就很方便了。古人不会欺骗我们，古圣贤更不会欺骗我们，古圣贤留下的书千秋万代了，还在继续流传，一定有它的价值。圣贤之书是个富矿，是一个无尽藏，刚才刘老师也说了，我们学中医的不光要在中医文化上拓宽我们的境界，还要拓宽我们的根源，要找到我们的根源在哪里，中医的根源在哪里？中医当前有所迷失，是在什么地方迷失了？又应该在什么地方回归？在中医领域工作的先生们、教授们、专家们，你们应该好好思考这样的问题。谢谢大家！

刘力红（主持人）：万分感恩冯老给我们做的这场报告，我想问问大家，听了这场报告之后，当下内心有什么感受？冯师讲到他这些年来，一再提倡要养和气，要养喜神，至少我现在感到内心是充满了一团和气、一团喜神。我们用附子回去以后要煎 2 个小时，今天给大家把脉了以后，还要看你们是否能够吃附子。但是我想冯师当下的 2 个小时，大家此刻的内心和气起来了，喜神起来了，阳气起了没有？

众人答：起来了。

刘力红（主持人）：这是我最想说的一个感受。我们办扶阳论坛办到这一届已经是第七届了，刚才我写日期的时候，今天是 2015 年 11 月 15 日。我们写阿拉伯数字，2015 年 11 月 15 日，从这边数起来，1+5+1=7，从那边数过来，1+5+1 也是 7，第七届，所以第七届是该圆满了。我们终于在第七届把冯师请过来了，这里面可能有说不清、道不明的因缘。我很想跟大家分享的就是，我们办这样一个扶阳的论坛，肯定是没有错的，这个是我们文化的根子，也可以说这是我们中国文化的正脉。它已经不是一个学派，或者是一个流派、一个偏门的问题。但是如果我们执着于用一个附子去扶阳，可能我们就会局限在一个流派里面，甚至说是一个偏门里面。今天我们短短的这 2 个小时，至少在我内心更加感受到了什么是阳？在中国文化这样一个背景里面，什么是阳？当然我们倡导扶阳，我们可以用药物去扶阳，而药物扶阳无疑是我们这些年从第一届到今天第七届，请卢师传讲的钦安卢氏医学是极其珍贵和稀有难得的。但是我们以更宽的视野，站在整个中国文化背景上去认识阳的时候，我们就不能仅仅局限在附子上。

什么是更根本层面的阳，什么是更广大的阳，什么是我们时时都应该去扶持的阳？我们生命的每一刹那都应该去养的阳？我们的论坛办到第七届的时候，如果我们能够认识到这一点，我们就能够真正达生，我想这个扶阳论坛就没有白办。这个是我最想跟大家说的。冯师这么短短的 2 个小时，我们应该感受得到他的内心。希望我们再次以发自内心、真诚的掌声来感恩冯师，恭送冯师。

《庄子·达生》——扶持精神中的阳气

卢铸之应用朱茯神法医案解析

傅文录

（2015 年 11 月 15 日上午）

孙永章：下面的大会交流我们邀请到傅文录老师，主持人是我们邀请到来自澳门的孙洁博士主持。

孙洁（主持人）：今天很荣幸作为傅文录老师的主持。几天时间来，扶阳医学带给我们大家很多的感触。刘力红老师也说，扶阳医学有很多大家值得思考的问题。从扶阳医学道术合一的方法讲起来，我们这几天也听了卢老师、刘老师他们讲扶阳医学法理的层次。道术合一，我们要从道的层次上理解，术的层次还要落地生根。我们今天请来了在扶阳论坛一直是中流砥柱的傅老师。傅老师这几年来深入研究，结合自己的临床经验，又从卢铸之太老师的医案里面领悟到了很多东西。傅老师在临床上也是几十年丰富经验的扶阳大家，我想大家有很多的东西需要跟傅老师探讨。

傅老师今天要讲的是卢铸之医案的解析，这是几十年来他自己反复研究而得出的心得和体会，把这样宝贵的经验传授给大家，大家都要有感恩的心。在此，我们抱着对扶阳医学非常的崇拜、信任、享受和探讨的心态来学习，今天因为时间有限，傅老师所带给我们的就是扶阳医学里面的除了桂枝法、附子法外，还有非桂附法里面的朱茯神法，这个方法可能会给大家带来一种更意外的惊喜。我们把宝贵的时间交给傅文录老师，请大家再次热烈欢迎傅老师！

傅文录：各位同仁，大家上午好！大家听课都已经疲劳了，我给大家一个清醒并提精神的话题，就是卢铸之应用调神的思路与方法。学习郑卢医学，刚才孙洁博士已经讲过了，郑卢医学里面有三大法：桂枝法、附子法、非桂附法。很多时间我们不可能都用上附子。因此，我跟大家分享一下我这几年学习扶阳医学很多的学术理念以及药解。我分享的学习与读书体会，有可能正确，也有可能不正确，正确的地方请大家参考，不正确的地方还请大家多多指正。

郑卢医学即扶阳医学讲究法、脉、药三位一体的思维模式，这个大家有可能是首次听到。因为我们在过去认识的理法方药，现在为什么变成了三块？因为《伤寒杂病论》中每一个标题都是"某某病脉证并治"。什么意思呢？这就是脉法药三位一体，而不是分离开的。所以郑卢医学为什么有这么大的吸引力，能传承上百年，而且脉络越来越庞大，她的生命力就在于其临床疗效的可重复性。我们临床大夫最关心的是，这三付药下去能不能有效果。如果你深入理解和贯彻郑卢医学脉、法、药三位一体的理念，这对我们临床疗效的提高将是一个很大的推动。

郑卢医学即卢铸之在郑钦安的学术思想基础上的进一步完善，并发挥领悟到深的层次。中医学讲辨证，如果有表证阳虚的用桂枝法；如果是里证阳虚的就用附子法；表里症并阳虚者用附子桂枝法；如果表证和里证都不太明显，或者是用桂枝法和附子法很棘手的情况下，还有一个很重大的策略就是用非桂附法。今天我讲的朱茯神法，就是非桂附法里面的一个内容。

很多情况下大家都知道，有的时候辨证无法选用桂枝法、附子法的情况下，我们才考虑应用非桂附法。虽然说非附桂法有它的很多规律性，但是应用起来，还有很大的灵活性。我们要通过分析卢铸之太老师的医案，从中得到启发。我是一个读书匠，学习火神派就一直在读书。像卢铸之的书不看上几个年头是看不明白的。我就是通过分析卢铸之太老师医案里规律性的东西，把其归纳出来，然后到临床上我们去尝试找感觉。

卢铸之太老师的朱茯神法，也有一个规律性。这个组成规律就是"君术楂草羊藿姜。"这是非桂附法的组成的基本结构。我刚才讲了，临床上要脉法药三位一体，而非桂附法的应用也是要遵从这个基本框架的。但病人是复杂的，疾病是复杂的，所以我们要用自己的灵感，甚至你的第六感觉去寻找和体验才行。这个组方结构虽然有规律可寻找，但是我们要用得活，在郑卢医学里面讲的就是大法、常法、法中法，我们还要有变法，要有方。但是再变也有它的规律性，怎样去理解变化的规律，要有足够的临床时间和耐心才能够去理解。

我想分享一下的是这几年来反复阅读卢铸之医案的学习心得，分析得不一定正确，只是希望为大家提供一点思考和帮助。

朱茯神法是以朱茯神为君药的处方，在《卢氏临证实验录》里面我统计后发现，在120个医案中，其中有30个医案首诊选用是的朱茯神法。

这说明什么问题？也就是说在卢铸之的120个医案中，有1/4的病人首次就用了朱茯神法。而不像有人认为的那样，郑卢医学一来就是附子250g，这没有可能。这就是卢门医学为什么要强调家传、真传的原因。如果你是初上道的，读书能力都比较差，这样乱用附子会带来很多的后遗症。所以有25%的人，第一诊应用朱茯神法。如果他是一个阳虚证，但是又不可能马上去用附子，甚至上了附子也没有效果，那我们怎么办呢？我们通过分析这些医案，搞清楚为什么卢铸之太老师要用朱茯神法，在1/4的病人里面作为首选。这就很明显地体现了中医学特别是郑卢医学强调的是"道术合一"，要在"神"的层次上着手，看你的神是否稳定。你的神稳定，说明你的状态也会很稳定。如果"神"的层次上有了问题，那你的气化变异系数也会很大的情况下，那你的器官有可能会出现问题的，因为道的层面、神的层面，决定了气化的状态与形体的结构。

我们从钦安祖师爷的书上看，钦安师祖在书中写得很明白，因为他认为很多病症与心神的不稳定有一定关系，这在我们看来也有密切关系。祖师在他的《医理真传》中讲了："凡属内伤者，皆心气先夺，神无所主，不能镇定百官，诸症于是蜂起矣。"什么概念呢？也就是说几乎所有的疾病，不是发烧感冒，凡是内伤病症，没有一个不是先伤神的。刚才冯老师讲什么是神，神就是阳的释放状态，精神是神的聚集状态。所以说神受伤了，你的器官也会受伤。所以在朱茯神法的7个医案里面，卢铸之太老师就反复地运用朱茯神的策略与思路。现在我逐一给大家做一个点评。

什么是朱茯神？这个药通常在药店里没有卖的，如果我们要用这个药，先要理解这个药怎么用，然后是怎么样炮制的。朱茯神这味药是郑卢医学，应该说是卢门在100多年传承中，不断地完善、提炼的一味药。朱茯神这味药我们要动手制作才能用，如果是门外汉那大部分拿到的都是茯苓，而不是茯神。

朱茯神的制作方法非常简单。朱茯神是由朱砂与茯神组成，即茯神染上朱砂而成，20g茯神与1.5g朱砂之比例，然后染在一起这个就是朱茯神。有人曾经认为水煮朱茯神的时候，是否有安全的问题？如果有毒，那么在郑卢医学在传承100多年的过程当中，就会被发现了。有点常识的人都知道，0.5g的朱砂冲服一下，道家经常应用安神的一种方法，你想能够冲服，当然是没有毒性的。朱砂红色紧紧地包裹在朱茯神上，煮过的朱茯神也没有掉色，仍然如此鲜红，这就是应用了朱茯神的气与势所产生结果。敦煌壁画为什么几百年还保持到现在这样，就是因为它是不会褪色的，这个安全大家不必担心。

还有人问我这样做行不行呢？朱砂1.5g、茯神20g，然后放在一个药锅里煮。我说如果你结婚了，一个住东房，一个住西方，什么时候才能氤氲化气而产生第三者呢？所以中医学很奇妙，大家简单地想想是对的，但是他们传承了100多年，这个量应用是没有副作用的，而且非常的安全，所以这个疑问大家不要有。

茯神这味药，我们先简单地了解一下。茯苓与茯神虽然类似，但是不能是完全画等号。茯神就是松树根部，松树乃是阳气比较旺的树木，被砍伐以后，它的阳气没有办法向上升腾，也就是说为了把这个阳气充分地蓄积起来，而在它的根部聚集成了一个大团块，便是茯神木。我们看一下，为什么郑卢医学这么精彩？为什么是脉法药三位一体？因为其对于药的认识回归到了《神农本草经》时代。《卢氏临证实验录》里面对于茯神的描述是这样的，说只有靠近茯苓根部这5%部分的才叫茯神，超过这5%的地方就是茯苓，而不是茯神了。所以我们要想用好这味药，就要亲自去选购、炮制、观察。

茯神能够镇心宫，因为有抱木的作用才能入神。其可镇心宫、定心魂，降心包之水。当茯神进了人体以后，让它离开了集聚阳气的地方，没有了来源，并且打开了口子，到体内之后便会释放阳气。阳气释放以后，你想象一下，气化蒸腾，水向上走，也向下走，向上走化为气，向下走化为水。所以说其能降心包之水，镇心宫之神，就是因为这种作用，水下离火降则心静，这种作用是非常显著的。

朱茯神是朱砂染成的，功效是两种药物相加而产生的。朱砂多出产在南方，南方乃为离火之地。离卦是外阳而内阴，离中之阴来自坎中之水，故离中之真阴要下降。这是什么道理？朱砂中含有离火相，我们从色红就可以看出。若从后天八卦图上看，离卦中的真阴可镇灵台而行滞留，使阴阳行健康不息。也就是说，阴阳乃是坎离既济。离火下降，坎水上升，人体循环，生生不息。朱茯神可引离中之真阴，且离中真阴带着相火而降。我们说为什么上火？因为火性炎上而在头上，相火也容易走到头面，实际上就是相火在离火上面，要随着离中之真阴下来。君火以明，在上，相火以位，在下，上明而下安。如果上面的火太大了，把人给烧着了也不行。君火生凡土，相火生真土。脾升胃降，土湿得化而寒湿得行，这个就是卢铸之太老师对朱茯神的药解。

朱茯神可镇心宁神，使心安而火明，相火得其安位，助成上下交蒸，阴霾必然能散，气机必然宣朗，生化必然可归。这些都是来自《卢氏临证实验录》卢铸之太老师的解释，卢铸之太老师的解释还有很多，这个药物在郑卢医学里面不单单是讲一味药的作用，同时讲的是几味药的协同作用。如茯神与茅术（苍术）同行一个道路，清浊得分。我们过去所学的都是一味药的单纯作用，吃到人体内后大家都知道，一大锅药汤，形成一个团队，不是个人英雄主义的作用，而是要在统一指导下，几个人团结协作，你做这，我做那，而不是说你想到哪里就到哪里，它们有一个相互的牵制和协同作用。所以他的很多药解都体现出中华文化的奥妙之处，药解的神奇之处，就是对药物的理解，其发挥的作用不是一味药产生的一个单向作用。如果只在一个单向作用的情况下，药物作用就比较容易被充分认识，而到现在我们都没有办法研究透彻这一锅大药汤，说明药物是非常复杂的，有很多药物在协同作用时还存在很大变数。

先解释第一个医案，《卢氏临证实验录》卢崇汉版本第 54 个医案。李某某，女，43 岁。这个人是糖尿病，要用我们的河南话理解，就是一身都是病，没有好的地方，简直是无处下手。大家看一下，口渴，小便多，周身发痒，有时脱皮，稍后则疲倦异常，心跳发慌，失眠，极喜食糖。正当颈椎骨处，生一核及疙瘩，有关节炎，不能行走，膝以下肿胀，刺破流清水，手臂上筋起疙瘩，甚痛。三四个月未正常吃饭，仍失眠心慌，间或昏迷二三分钟，曾经昏死过两次。大家知道糖尿病昏迷是很难治的。二十几年前我在病房工作时，遇到这种情况就头大，我们都不知道怎么用药，不知道从哪儿下手治疗好。你说这个水怎么给，病人昏迷、疼痛、拉肚子，喝水喝一大碗，屡经医治均无效，像这个病人医院都不敢轻易收住，因为病情太复杂了。

我们简单看，治疗从哪儿着手呢？调神着手，这就是卢铸之的观点：要使肺脾即金土相合。我们都紧紧跟着这句话往下看，一诊处方：

朱茯神、酸枣仁、茅术、砂仁壳、广紫菀、松节、炙甘草、韭菜、灶心土。

这张处方经过排序大家都知道了，这个就是君朱茯神法基本处方，但是没有用完，本处方君朱茯神法，生姜都没有用。针对病人这么复杂的情况，卢铸之起手就用君朱茯神法，意在安定神志；其次用韭菜与灶心土协和木、火、土，使金木协调；加酸枣仁与紫菀再次协调金木；砂仁壳纳气归正而开启三焦隔阂；松节通关节而调节阴阳之用。

通过这些药物的配伍，我们可以了解一下。韭菜是大家都知道的食物，我原来没有用过这个药物。韭菜大家可以看一看，上青下白，其种子叫"启阳子"，色青有疏肝通阳作用，不要小看这些食物药。酸枣仁，心跳加速、睡眠不好的都可以用。还有紫菀，肯定有外感，因为病人有瘰背疮，这种疮会有感染的。砂仁能开三焦，纳气归于肾精，又能把肾中精气再疏散给五脏，它的这种作用，与其植物开花在上面，结果在下边，有从上到下，有从下到上的作用密切相关。灶心土就是农家烧土窑里面掉的大土块，我们到过去烧的土窑里，看到贴着窑边上一些泥巴，烧了以后既似砖又不是砖。怎么鉴别呢？砸碎以后不能成土，成土了就是没有达到火烧的目的，但砸不开成了大块砖的也不行，也就是说太老太弱了都不行。砸开又不成土，又能砸成小块儿这样的才行。这个大家看一下没有几味药。上处方服药 3 天之后，皮肤痒减，胃胀痛亦减轻。我们看一下二诊处方：

朱茯神、淫羊藿、炙甘草；韭菜、秦归、酸枣仁、灶心土、砂仁壳、松节＋杜仲。

卢铸之的处方一般来讲吃 3 天，这点与我们的思路是不一样的，因为他治的病人大都附近的人。看这个处方依然是君朱茯神法，但这个处方有了变化，变化也比较大。这次是把茅术拿掉了，用上了淫羊藿这个药，这叫作协调阴阳。什么叫协调阴阳呢？证明它与淫羊藿这个药有很大的关系。因为淫羊藿这个药，生长的植物是一支三叉九叶，因为它有这个象数所以它有协调阴阳之作用，同时它这个名字叫淫羊藿，又是"阴阳和"的同音，反过来读不就是"和阴阳"吗？韭菜、酸枣仁、秦归三味没有变，灶心土没有变，松节加杜仲是针对肢疼痛而用。也就是说脉法药三位一体，既要结合脉，也要结合法的规律，然后是结合症状加什么药物。

又服药 3 天之后，全身痛稍减轻，大便已不干结。所以在吃了药以后，"通则不痛"，况且大便通，阳明降，太阴升，脾升胃降，中焦枢纽已经打开，达到了治疗目的。这个层次就出来了，一诊处方有开上焦的作用，第二诊处方已经到了中焦，这就是中医学的循序渐进的治疗次第。三诊处方：

淫羊藿、贡术、小茴香、炙甘草、生姜；韭菜、酸枣仁、秦归、西砂仁、杜仲。

我们看一下这个处方排序，这个时候就比较清晰了。服药后病人好转

137

了，睡眠好点了，再用淫羊藿这个君药来协调阴阳，用淫羊藿这个药，仍然是协调阴阳之意思，还上了生姜，用了贡术（白术）、小茴香、炙甘草，这个就是非桂枝法的基本处方，把淫羊藿提到前面作为君药，这就是法中法、大法、常法。所以你不要讲扶阳医学就会用附子，不是这么一回事。要达到什么目的呢？达到协调阴阳之目标。我刚才讲了，淫羊藿有引阳入阴作用，也就是说已经把离火引下来，往阴中引，就是往下引，才能进入坎水。所以韭菜、酸枣仁、秦归没有变，只是把这个君药调整了以后，协调阴阳作用加强了。因为表打开了，中焦也通了，也就是说有邪去邪，邪没有了要建中。建中往下看，服药后，睡眠改善，心不慌了，精神也好转。如果这个处方拿给任何人看，说它可以治疗糖尿病，估计也没有人会相信，大家可以去联想。这个就是脉法药三位一体的精髓。

第四个处方，又上了朱茯神，卢铸之为了安全起见，这个用的是朱茯神桂枝法。处方如下：

朱茯神、桂枝尖、茅术、淫羊藿、炙甘草、生姜；韭菜、酸枣仁、秦归、杜仲。

如果不看君药时，这个就是标准的卢门桂枝法，但是加上君药朱茯神，仍然是朱茯神法。这个时候服完药之后，又回头再用这个法，即又折腾回来了。就像踢足球一样，你想踢一球射门，你有11个队员，我也有11个队员，我要顶着你，防止你踢进去，所以几乎要回头反复重来，才有希望把球踢进去。也就是说，我们得病肯定不是说一天就得的，而是反复折腾得出来的，就像刚才冯老师讲，一个疾病，肯定是你在天时地利人和这种环境里，反复折腾得来的结果。而治病，不可能说一付药就吃好，估计没有这种神医。所以这个处方，一来就是朱茯神法加韭菜、酸枣仁、秦归、杜仲四味而组成，很简单，韭菜通肝，酸枣仁养肝，秦归润肝，三味药整体入肝，说明病人目前左手关脉中肝脉有滞而不畅，这就是扶阳医学最为精彩的地方。

第五诊时，病人服药之后，皮肤不痒了，眼不痛了，全身关节痛已减轻很多。我们看看下面的处方：

朱茯神、贡术、炙甘草、生姜；砂仁、泡参、秦归、葫芦巴、杜仲、灶心土。

这个排序乃是君朱茯神法，但是把桂枝拿掉了。第一是表证没了，第二是病人体质阳气比较弱，多数情况下，如果你没本钱（肾精、左手尺脉不行），多用开通药向外拨，那是非常危险的，因桂枝的拨就是向外开通发散，所以卢铸之用一次后就不用了。因为当一个危重病人脉浮起来，千万不要认为这个病人很好。一个危重病人，体质比较差的，如果脉浮起来是比较麻烦的，这个叫脉证不符。如果脉很沉又无力，没精神，这叫作脉证相应。你看这个处方，依然是朱茯神法，加砂仁、泡参。泡参在四川一带称其为南沙参。然后加当归，当归可不是像中药书中讲的什么活血药，应该是养肝息风的药。葫芦巴是益肾填精的药。这就是朱茯神综合填精之法。这个时候表邪已经去了，中焦也打开了，怎么让病人能够长治久安呢？最后的步伐就是填精，把人的真精填足。怎么填？能不能填进去？看看吃药以后怎么样，这就是为长久的体质改善而做准备的。一个病为什么会反复？那是因为精气不足，体质很差，有可能一瞪眼精气神就没了，病又犯了。人体的真精就像大树的根基一样，为什么有的大树一遇到风雨季节就会倒下，其原因就是根基不牢。而郑卢医学里面固本方法叫"填精之法"，这也可以叫"朱茯神综合填精法"，这就是郑卢医学最精彩的地方。

第六诊时，患者服药后，就诊头一天月经来临，全身没有以前那么痛，时间也只有一天就不痛了，症状改善得非常好。六诊处方如下：

朱茯神、桂枝尖、淫羊藿、炙甘草、生姜；泡参＋秦归、砂仁＋补骨脂、杜仲。

在郑卢医学里边治疗强调要顺势而医，也叫顺势调整，借体内阴阳调协之机，再调整身体，本处方又回归到了朱茯神桂枝法。为什么月经一来，病人里面的邪气又有往外出的感觉呢？我们大家都知道，如果扶正以后体内没有邪气，就能达到填精之目的，如果有邪气的话，它就会顺着阳气的推动而向外走，所以说扶阳医学强调顺势而用。故此朱茯神法仍要用，然后用泡参加当归，这些都是养气血的；砂仁加补骨脂是调中焦的。杜仲这个药不像我们想象的是个强身益肾药，这个药在郑卢医学里有两种作用，一是柔润筋脉，二是有通达神经的妙用。

再看第七诊，服药之后，身体恢复了正常，能走路，身不痛，睡眠与精神都好，达到了我们治疗的目的。看看处方，这时卢铸之才上了附片：

天雄片、桂枝尖、茅术、西茴香、淫羊藿、炙甘草、生姜；补骨脂、益智仁。

卢铸之到了第七诊才上了附片，所以不是说附片不好，因为是该上则上才会有效。我们看看，这个叫附子桂枝法，这个是标准的郑卢医学附桂法，桂枝尖、茅术、西茴香、淫羊藿、炙甘草、生姜，加上天雄，天雄也就是附子的独生子。"天雄天雄力大无穷"，所以这个药既温又补，同时又能开邪，这就是郑卢医学的标准附桂法，加补骨脂、益智仁二味而组成。服药至此，每诊最多吃三付或五付，服药至此，能安眠，不口渴，心不慌，月经正常，一身神经亦不痛矣。唯夜间偶然脚未盖被，觉稍微痛，旋即自止，卢铸之嘱其将第七方再服半月。处方就是这个，附子桂枝填精法，这个也就是郑卢医学叫的"收功之法"。

我们看看总结按语，这个病人当时谁看都觉得无从下手。然而卢铸之太老师五诊都是用的君朱茯神法，一诊用君淫羊藿法，最后一诊收功之法才用上附子。为什么有些病人我们治不好？病人表证没打开，胃口不行，经脉堵塞，一上附片，你说能不难受吗？且如之前所说的病情反复，都有可能会出现。所以卢铸之就在这么短的时间内，治好这样的复杂的糖尿病病人。大家都看到了，这就是为什么说我们中医学博大精深，为什么有八个学术流派，我们扶阳学派会后来居上，因为扶阳医学有它自己的特点。

卢铸之对本病的治疗以调神为主，这就是说当"神"层次稳定以后，器官的功能就可以改善或者恢复正常，这就是道术合一，这就是卢氏医学反复讲的道术合一之理。什么是道术合一？你在哪个层面上做功你自己要知道，如果你站的这个层次不对，当然不会有效。所以说从"神"的层次，即从形而上的层次来调节形而下的问题，当然会事半功倍。如果神无所主，那什么病都会有。如果把神给调养好了，就能解决好病症问题。

卢铸之在本案病人调整过程中非常重视协调升降之功能。我理解的可能不一定正确，因为卢门医学的内容很深，卢铸之当年是秀才出身，他对药物的感悟非常深刻，也就是说他对药物的内证与分析超乎了我们的想象。他对很多的药物认识，就是在修炼、打坐后，然后才去体验药物在体内的变化。卢太师在他《卢氏临证实验录》的序里边，曾经说到"闭门三年"就是尝药，这是一个什么概念？调整升降特别药物就两味，即韭菜与灶心土，一直都在用。刚才讲了，这些药都有特殊的功能，跟我们平时想象的可能不一样。这个戏眼我都点出来了，怎么用药？什么层次？怎么折腾？怎么变化？实际上就是卢门医学最典型的治病次第与规律，刘博士反复讲，说书上都有，我们要去反复读才能读懂，才能知道。我觉得《卢氏临证实验录》这本书已读了三年，但是还没有完全搞明白，我估计需要这半辈子来读这本书才行？

我们来看第二个医案，酒害医案。本案例在《卢氏临证实验录》中，彭重善版本下册314页，卢崇汉版本第112个医案，全书第347页。

王某某，男，40岁。住火巷第八号，布鞋业工人。在端午节饮酒后，时顷突然乱说乱闹，哭笑不休，用铁丝勒颈子，又乱跑，次日午刻赴法院辩诉，现已三日，不吃不睡，自以绳缚身。我们仔细想一想？他怎么能不郁闷，他怎么能不喝酒？因为有官司一打，百事缠身，然后一喝酒，心神就全乱了。这个医案里面有描述脉的记录。这里面卢铸之太老师讲的脉，就比较清楚，他说平人的心脉以洪勾为主，肝脉以弦和为主，胃脉以缓和为主。但此人的心脉紧急，紧即是寒，急即不静。《黄帝内经》云："心者，君主之官，神明出焉。"且古圣又云：心藏神，邪不易入。今见脉紧，紧即为寒，急即不静，寒与乱为水风相扰。此时仲夏，心之主脉宜洪，不宜见此脉。据此情况，卢铸之分析其是酒后伤及神明，所以有大禹恶旨酒之说。其疾非酒之一端，恐神魂必为他事所刺。故此治宜安神魂、益水原、清神明三法为要。我们看一下卢铸之太老师如何立方，仍然是君朱茯神法。处方如下：

朱茯神、鲜石菖蒲、鲜藿香、远志、全葱、生黄柏、厚朴。

把这个处方排序以后，我们心里就比较清楚了。这张处方基本上没有"君术楂草羊藿姜"这个结构，只有君药，所以大家不要去抄方，在郑卢医学里边没有抄方一说。脉法药三位一体怎么把握？切脉是为了辨证，辨证是为了立法，立法是为了遣药，最后才能形成处方，这五个过程一气呵成，这就是脉法药三位一体论。

鲜藿香、远志、全葱、生黄柏加厚朴。我们看看，朱茯神安神才是主要的，鲜石菖蒲是开窍的药，在这里也可以开心窍。用鲜藿香说明什么？因为酒是阳性，但是阳过之后，多必留有湿邪，鲜藿香在这去秽化湿。远志沟通心肾。全葱跟韭菜相反，是白的多青的少，韭菜是青的多白的少。祖师爷讲得非常清楚，全葱可引离火下降于坎水，并有通达心神之用。同时用黄柏以降相火，厚朴降阳明大肠之燥，因为酒后多生热化燥。这种方法分析不一定正确，就是说卢铸之太老师其目的是从神明着手，以使神明中之离火，顺从后天八卦图右侧而降，但左升之品石菖蒲与藿香，可以开膻中、洁秽浊，朱茯神降离火，远志与葱白通达心肾，黄柏降相火以从右降，借厚朴通达阳明而下。这张处方整个是轻左升以祛秽浊，重右降以潜降相火与离火，达到神安之目的。服药之后，人即清醒，但眼神不收，说

扶阳论坛 ⑦

卢铸之应用朱茯神法医案解析

141

话已有秩序，现还头昏，吃不得，心还慌，还睡不得。看看二诊处方：

朱茯神、茅术、炙甘草；鲜石菖蒲、远志、柏子仁、黄柏、胆南星、厚朴、葱白。

二诊处方仍然是君朱茯神法，我们看一下这张处方排序。这"君术楂草羊藿姜"，朱茯神法用了三味，加鲜石菖蒲、远志、柏子仁、黄柏、胆南星、厚朴、葱白七味而组成。基本上框架没有大的变化，这个就是刚才所说的降胆火。胆南星顾名思义就是入胆经的药物，专门解除胆中郁热化火的药物。上方药服二剂，饮食即正常，二便正常，头不昏，心不慌，能睡，6月10日就去工作了。共计二诊，就吃6付药，酒疯病就治好了，我估计没人会相信。因为我们见到很多喝酒发酒疯的人，一时半会儿大都很难纠正过来。这个病人神志异常，于是卢铸之太老师用6付药就给解决了问题，这就是调"神"的结果。

分析卢铸之其治疗特点，这几个药组完全是靠脉和证的紧密结合。我来分析一下这张处方，因为酒味苦甘辛，大热，全是上升之阳气，况且"大寒凝海，唯酒不冰，明其热性，独冠群物"。因而酒与火同性，得火即燃，火性炎上，直达神明之窍，清窍被火热所扰，离中真阴与相火难降，故其导致病发。所以说什么叫发酒疯，就是离火跟相火都顶到头上去了。所以卢铸之深通酒之药性，易于上达清窍而扰乱神明为病，故用君药朱茯神以通达神明而安神定志，并用石菖蒲与藿香洁去酒秽之浊，重用一路右降离中真阴和相火之品，真阴降，相火下，神明清，其病自可愈也。我没按照卢铸之太老师的方子去解，因为他这个方解我们很难解析。

现在我们把这些医案做个小结，对卢铸之太老师用朱茯神法的规律做个归纳与分析。第一个是病种分析，我们可以看到卢铸之太老师的7例病人，第1例糖尿病，第2、3例与饮酒有关，第4、5、6例病均是癫痫。我总结一句话就是，凡是病人脑子有毛病的首先想到用朱茯神法。第7例病人乃是月经异常，实际就是因为来月经时受邪而导致的精神病，也是因为邪在里面会定期发作，出现类似于《伤寒论》里讲的少阳病，也是用这个法。如果病人脑子有毛病，你依然要上附子，这不是病人脑子有毛病，而是大夫脑子有毛病，所以我们要时刻保持清醒。如果大夫的脑子有毛病，那么病人就更有问题了。所以说从这些治疗共性中我们可以得知，卢铸之太老师针对精神有问题的人，首先从要"道"的层次，把"神"的层次稳定下来，即先把病人给安定下来，才能解决其他的问题，不然想解决这些问题都是无稽之谈。所以说，卢铸之反复调整处方都是在用朱茯神这味药，安定神志目的是非常明确的。

朱茯神法的组成规律，其变化系数比较大，因为病情差异比较大，所以说其组成基本规律，如"君术楂草羊藿姜"，即朱茯神加茅术（贡术）、小茴香、淫羊藿、炙甘草、姜。虽然有这样的规律，但是很少出现完整的处方。为什么？因为扶阳医学要以切脉为主，这与过去大家所学的完全不一样，要重新审视扶阳医学的脉法，把我们过去所学完全放下，用空杯思想接受扶阳医学理念与脉法，才能学好扶阳医学。卢铸之最常用的是，君朱茯神加桂枝法，因为当有邪气时候，精神也会有问题，我们可以应用桂枝法，但桂枝不能作为君药，把朱茯神加在桂枝前面，成为了君药，这样就更为安全而有效。这个规律更有实际临床意义，也就是说当有邪气加身，病人脑子又有问题时，还得考虑向外开表祛邪时，我们可以用朱茯神桂枝法，这个在卢铸之医案里是最为典型的配合方式。因为这些药物的机理与配合，还是要讲道术合一，从"道"上要理解怎样让病人神志先安定下来，然后再考虑从"术"上怎么治的问题。

所以说"人"是什么呢？前几位大师都讲了，"人"是道器合一之体。《黄帝内经》云"人生有形，不离阴阳"，所以说形体可见而为阴，阳气化神而不可见。正如郑钦安在《医理真传》中所说："人身一团血肉之躯，阴也，全赖一团真气运于其中而立命。"这个真气，既有坎中一阳，也有离中一阴。故此"子时一阳发动，起真水上交于心，午时一阴初生，降心火下交于肾，一升一降，往来不穷，性命于是乎立"（《医理真传》）。这就是我们立命的根本。我们扶阳要扶哪儿呢？扶的是一口真气，一口的太和之气，即是人活一口气。所以说坎中一阳与离中一阴二者合和流行不息，就是郑卢医学所倡导的水火既济，即坎离水火相交而流行不息。郑钦安指出坎中一阳，卢铸之太老师点明离中真阴，这一阴一阳乃为一团真气，人活的就是这一口气。卢铸之太老师创造了一个奇迹般的药物——朱茯神，理解掌握好这味药这个法对我们学好郑卢医学非常重要。所以这一阴一阳合二为一就是一团真气，就是人活的一口气，就是一口太和之气，气者，阳也，神也。因此说，郑钦安指出坎水中一阳值得我们重视，卢铸之点明离火中真阴也值得我们重视。因为坎离互济，人的生命才能生生不息。有位老师昨天讲这个，我觉得他说得非常正确，你身上的火都是有用的，千万不要轻易拿掉。你头上有火，凡是头上有火的人都有毛病，大家想想是不是这样。

143

你把头上的火引下来，它不就不热了吗？怎么引？用一下朱茯神法，总会有奇迹发生的。

所谓的郑卢扶阳医学，其实就解决了这两个重大问题：第一个是郑钦安指出了附片扶阳是扶的坎中一阳，解决了人身之立极立命之关键；第二个是卢铸之点明了朱茯神可降离火中之真阴，从而形成一个完善的坎离既济、水火相交的状态，这样就完善了郑卢医学中最为核心的内容。所以说我们去读《卢氏临证实验录》的时候，就会发现在卢铸之的很多处方中，就是在解决坎离水火既济的问题，而附片与朱茯神合在一张处方用的时候，就是要解决这个重大的问题，这样的处方在《卢氏临证实验录》中我们可以看到很多。这就组成了郑卢医学的核心内容——坎离水火既济。

刚才冯老师讲现在患抑郁症的人有很多，而更年期伴随抑郁症更多，我举个例子。我有个朋友讲，有一个企业家夫人患有更年期抑郁症，生活中要两个人紧紧跟着，上洗手间都要一个站门口拉着手，不拉着就要撞墙，一不拉就跳楼。我朋友就问，傅老师你有什么好的方子吗？我说我给你一个卢铸之的方子，让你拿去尝试一下。结果呢？神效，三付药服下去，立马变了个人。我们有的朋友说，用朱茯神法一碗药下去，20分钟，这个脸，就像阴天中太阳慢慢露出来了笑容。有这样快的效果，大家为什么不去尝试一下？一碗药下去，心情舒畅了，这些都是神效。刚才冯老师讲的，附子扶不了阳气，阳气是在你身上长的，你得把它用起来，用到它该用的地方。它的阳气是够用的，你不要轻易地把它拔掉、清掉、泄掉。

更年期综合征、抑郁症、失眠，我可以这样说，是困扰我几十年最多的病，最后我从卢铸之太老师那儿找到了感觉，所以我想跟大家来分享我的读书体会。更年期综合征主要就是失眠和情绪不稳，用我们河南土话讲就是浑身没好地方，一天到晚要死不能活。这个方子就能解决这个问题。因为更年期乃是天癸竭而肾精亏损，阴阳两虚。所以说会表现出很多症状，抑郁症也好，更年期也好，失眠也好，但大都以失眠为主。这些所谓的失眠，当然就是离火不降，离火不能入阴，你阴阳怎么环抱？坎离不能相济，你怎么入眠？阴阳环抱是水中入火，火才能安静下来。火不入水，它什么时候才能安静下来呢。刚才冯老师讲了，你能坐在这里很久，但是一个年轻人坐不了一会儿就要出去，因为他静不下来。我也是这样，我打坐时都静不下来，满脑子都不知道在想啥，这就是无法入静，无法入静就离中真阴难降，这个我们要慢慢修炼才成。

所以说，朱茯神法这个药的作用就是降离中之阴，把疾病时的相火让它降下来，是从后天八卦图的右侧，通过坤土、兑金、乾卦，然后达到坎水，这样一路走下来，这也就解决了临床上失眠的问题。有这样一张处方，在一个医案里面叫"坎离既济地天得泰"之法。其组成是：朱茯神、琥珀、酸枣仁、柏子仁、广龙齿、龙眼肉、桃米、炙甘草。我就用这个处方首先尝试治疗更年期综合征。我这几十年临床上碰到最多的就是更年期问题，女同志到50岁左右都"发神经病"，症状多得你都没法看，所以开始什么方法都用，结果很不理想。因此，我心里面就很是纳闷，为什么老是不稳定？现举个例子说，有一个病人复诊时说，再来原来的处方五付，我说那是什么时候的处方？她说半年前开的五付汤药，用后更年期的那些症状都没有了，再来那方子。当时我想不起来，我让她把过去的处方找出来，拿给我看并重新抄处方。她说这方子用了以后就有神效，现在我也记不住是谁。所以对于解除更年期的失眠与烦躁不安，这种方子就是基本框架，我们要随症加减，但有一点，朱茯神作为君药是不能少的。我经过多年的摸索，已经初步形成一个完整的治疗更年期处方，药物组成如下：

朱茯神、琥珀、炙甘草；酸枣仁＋柏子仁、紫河车＋鹿角霜、山萸肉＋龙眼肉、生龙骨＋牡蛎＋紫石英、党参＋肉苁蓉、砂仁＋炒麦芽。

我的组方基本是这样的，这就是我经常治更年期的处方，学会了可以灵活变通，学不会先抄死方吃几付也没什么问题，非常安全。大家可以看里面组成，什么都有。我有个朋友说，傅文录你学得不行，你都学成杂烩汤了。我说慢慢学，你还没有到有序状态，那就先把无序方向走好，要向前方走，以后再慢慢完善。我非常欣赏张存悌老师讲的，处方我们可以有效地去尝试，以后逐渐完善。这个处方对于更年期失眠有效果，但不是100%。我们不是说抄方去看病，我们要结合脉舌症，结合全身症状进行调整。所以我们不能强调抄方，郑卢医学为什么反复强调禁止抄方，这因为疾病过程是非常复杂的，不能仅靠抄方治疗，要有动态的、灵活的思想才行。

我举个例子，你上街买衣服，就买一件衬衣行吗？冬天是不是要一件棉袄呢？治病也是这样的，不可能一张处方就把病给治好了，当然了小病可以，大病是不行的。比如说，夏天热了我们就要穿背心，冬天冷了就要穿棉袄，处方也是这样，要有变化，要随时而变。所以为什么强调不要抄方。治法是一个方向，是个基本框架，结合每一个人，综合脉证，然后综

卢铸之应用朱茯神法医案解析

合考虑开处方。所以说用朱茯神法治疗更年期综合征为什么能解决问题？因为很多女同志比较清瘦，我们老祖宗讲瘦人多火，这个火是有用的。人虽然睡不好觉，但是手脚凉得很，所以你用这个苦寒药，虽然把火给降下了，但用了以后很快胃就有了问题。所以说头面有热，即经典火神派所说的阴火症。这种方法有可能是阳虚精亏、虚阳上浮、离火不降，不可能就一个简单的处方解决了这样复杂的问题，简单的可以，复杂的肯定不行。我有一个湖南的朋友，他的爱人患更年期综合征，她开始是反对吃药的，后来感觉控制不住了，要求开一个处方试试，于是我开了处方发过去，先试试。她吃了药以后说，傅大夫这个药这么好，失眠好了，也不烦躁了，比好多药效果都好。更年期综合征的治疗也是要讲究次第过渡的，即要讲究治病次第。其运用规律是：先应用朱茯神法起效之后，第二步是应用镇八方之法，第三步是应用黄芪党参综合法，最后一步是应用四逆填精之法收功。这是一个反复折腾的过程，最终疾病才能得以治愈。

我来之前有个病人，拿一张别的医生给开的处方，一共有 50 味药，又加上附子 250g。他问我说这个药能吃吗？我说这处方可能是治疗牛生病的，中药开到 50 味太多了，这是卖药的出身，暂且先不要吃。先来 5 付朱茯神法试试，开 50 味那不是看病而是卖药，特别是附子可不能乱开。

我通过读《卢氏临证实验录》这本书，从中归纳了朱茯神法一些基本理念，现给大家做个简要介绍。在卢铸之的这个书里面，你如果会看书，就能读出来这些大法来，但如果你没有慧眼也没办法。

第一个是镇八方之法：朱茯神、淫羊藿、炙甘草、生姜；西砂壳、南藿香、厚朴、青皮。这个法就是卢铸之太老师讲的，但是卢老师处方是这样讲的，把南藿香放到朱茯神前面的巽卦上。但这个法是不可以去抄方的，因为这是治病次第过程中的一个处方，治病是有次第的，禁忌照搬抄处方，因为这样违背了扶阳医学治疗次第的过程。

第二个叫开天辟地之法：朱茯神、茅术、炙甘草；豆蔻、葱。这个法能解决什么问题呢？解决不能吃饭、呕吐的问题。朱茯神镇心神，心宁而肺之治节可行，五脏皆能听命。

第三个是镇呕调胃之法：朱茯神、茅术、淫羊藿、炙甘草、生姜；大麦芽、砂仁。此法更为简单，用朱茯神法的基本药，然后加大麦芽、砂仁，就这么简单。

第四个是坎离既济地天得泰之法：朱茯神、琥珀、酸枣仁、柏子仁、广龙齿、龙眼肉、桃米、炙甘草。处方都写在书上，大家回去好好读书。

我希望大家跟着我读书，我计划读《卢氏临证实验录》10年，如果有机会，每年都会来跟大家分享一次我的读书解析医案体会。因为我现在已经把《卢氏临证实验录》中的医案进行了系列化的总结与归纳，通过总结每一套的治病医案，给大家理顺扶阳医学的治病次第规律、处方特点、用方特色等头绪，这样大家才能尽可能地理解卢铸之的学术思想，故读书也要有足够的时间保证才行。

这第五个是**拨转五行枢纽之法**：朱茯神、茅术、炙甘草、生姜；南藿香、老叩、公丁香、石菖蒲、厚朴。这个法稍微复杂一点，都是以朱茯神为主的君药，这些处方药都在某个医案一诊的处方之中，然后拿出来进行分析与学习。

初第六个是**初步之法**：朱茯神、贡术、炙甘草、生姜；鲜菖蒲、柏子仁、秦归、砂仁、老蔻、全葱。

第七个是**引通道路先锋法**：朱茯神、桂枝尖、茅术、炙甘草、生姜；秦归、西砂仁、杜仲、生蒲黄、葱。这个就是朱茯神桂枝法加当归、砂仁、杜仲、生蒲黄、葱，这个是调月经的，大家可以看一看。女同志可能思想还有情节，所以说在桂枝法的基础上加砂仁，当归是养肝的，生蒲黄是理血的。

第八个是**保全母子之法**：朱茯神、桂枝尖、茅术、淫羊藿、炙甘草、生姜；砂仁、秦归、杜仲、灶心土。这个法也很厉害，即朱茯神桂枝法。刚才有人说怀孕感冒了怎么办，这个比较安全，有感冒可以这样用，这个就是治感冒的处方。桂枝加朱茯神，可以加上灶心土和砂仁这些药品。

第九个是**内外安攘之法**：朱茯神、茅术、西茴香、炙甘草、生姜；石菖蒲、胆南星、厚朴、法半夏。这个处方也是比较有名气的。

第十个是**升降无阻之法**：朱茯神、石菖蒲、远志、柏子仁、安桂、砂仁、高良姜、炙甘草、葱白。

第十一个是**六合同春之法**：朱茯神、桂枝、茅术、淫羊藿、广皮、炙甘草、生姜；石菖蒲、老叩、砂仁。

第十二个是**扶元守正之法**：朱茯神、白术、淫羊藿、炙甘草、生姜；杜仲、北芪、潞党参。

第十三个是**清宫宁志之法**：朱茯神、贡术、炙甘草、生姜；炒枣仁、益智仁、砂仁、龙眼肉、当归、黄芪。

大家没事的时候能够多看看书，像我一样变成一个"书虫"去读这个书，把这个书读烂了才行，但是读进去后一定还要钻出来才行哦，千万不要死在书中。

上面有几个朱茯神法，有的也是妇科大法里面的，这些都是在书上，我读书虽然也体会到一些东西，但是读的与解析的内容不一定正确，估计还离卢铸之先生的学术思想很远。我知道下面高人很多，我每次拿起话筒，就是八个字——战战兢兢、如履薄冰，如果讲到哪些不对，还请各位老师、各位同仁指正。谢谢大家！

孙洁（主持人）：非常感谢傅文录老师，这是他几十年的读书心血与临床体验，我想他的精彩演讲给大家带来了不少的启发和深刻的体会，谢谢！扶阳医学就是脉法药一体的，那么扶阳医学这种深刻内涵，不是说我们光抄方、配方就可以了。冯老师也讲了，附子不是随便用的。坎中一阳，离中一阴，只有融会贯通，立天地之间而因四时灵活变化，才能达到一种炉火纯青的地步。我想卢老师也说了，补坎填离，由后天回到先天，乾坤之卦回到先天状态，我们这个人的生命才能生生不息，这就是我们扶阳医学所要遵从的宗旨。

扶阳和中医外治法

王启才

（2015 年 11 月 15 日上午）

孙永章： 接下来我们有请南京中医药大学的教授和中国针灸学会临床分会主任委员王启才教授，给我们分享扶阳和中医外治方法的研究。

王教授弟子： 首先非常抱歉，因为王启才教授临时家里有急事，我是他的学生，由我来代讲。我代表王教授给大家做个深深地道歉，非常对不起。我们在中医扶阳外治法有一些小小的研究和推广成果。首先介绍一下王教授，他是南京中医药大学国际教育学院的教授，在中国针灸学会临床分会秘书长，他出版了 80 多部关于中医和养生的专著，今年 70 岁了，精神还非常好。

今天主要讲一下扶阳和中医外治法。我们说万物靠太阳，人体要扶阳，扶阳不仅是要用于治病领域，在我们的亚健康和养生领域也具有非常广阔的前景。因为扶阳是辅助人类的正气。在现代，诸多的亚健康的状态都是活力低下的状态，通过扶阳调节有一个非常好的效果。

扶阳是一个非常大的思想，不仅局限于我们中医的领域。我们中医有我们非常骄傲的中医扶阳学派，从其他的领域也可以看到重视阳气的情况。我们到每一个寺庙里面去，都会看到一个主要的建筑，就是大雄宝殿。这个"大雄"是我们释迦牟尼佛的一个德号，从这两个字上大家可以看得到，我们的"大"是为阳，我们的"雄"也是阳。所以说我们可以看到，佛家也非常强调阳气，阳气可以震慑群魔。在道家有一个非常著名的人物叫吕洞宾，其道号就叫纯阳子。道家非常强调"纯阳为先"的概念，这个是道家扶阳思想。同样在儒家思想也强调一个人的正气，正气也就是我们的阳气。我们的民族英雄文天祥写了一首《正气歌》，这个人的正气是非常足的。当时有这样一个故事，清军把他抓到了以后，把他关在一个地底下的牢里面，关了两年，但是这个人正气太足，两年之后他的精神状态还是很好。所以说一个人的正气很足，足以去抵抗外在的邪气。所以说从大道上来说，从各个层面扶阳是整体思想，简单地说人体要扶阳，社会也要扶阳，包括我们地球，现在很多的资源，石油、煤炭，都被挖空了，也是要扶阳的。

回到我们中医里面来，阳气有丰富的内涵及作用。阳气包括肾气（真气、元气、原气、真元之气），即父母的遗传基因；肺气（宗气、卫气）则是从大自然吸入的清气；脾气（中气、营气）和胃气则是由摄入的食物形成。阳气是人体生理功能和物质代谢的原动力，是人体繁殖、生长、发育、衰老和死亡的决定因素。人之生长壮老已，皆由阳气为之主宰，精血津液之生成，也皆由阳气为之化生（例如"当归养血膏"的组成就充分体现了中医学"气生血"的理论及临床实践）。所以，阳气是生命的根本

《素问·生气通天论》："阳气者，若天与日，失其所，则折寿而不彰。"阳气好比天空与太阳的关系，如果天空没有太阳，那么大地都是黑暗不明的，万物也不能生长。天地的运行，必须要有太阳。而人身的阳气要调和，才能巩固它的防护功能，不然就会招致病邪的侵入。"正气存内，邪不可干；邪之所凑，其气必虚。"阳气充足调和，人才能精力充沛、健康长寿；相反，阳气不足，阴寒之邪就会乘虚而入，人就会无精打采，百病丛生。

俗话说"人过40天过午"，就是说人过40岁已经过了大半辈子，就好像太阳过了中午，阳气不足了。正好符合《黄帝内经》所讲"人过四十，阳气不足，损与日至"的生理现象和病理趋势。人的身体好比银行，阳气就是我们的货币，今天透支一点，明天透支一点，日积月累，就会出问题了。当健康不断被透支，身体就会告诉你这里不舒服，那里不舒服了。吃不好饭，睡不好觉，打不起精神，容易疲劳，颈肩不舒服，腰背也酸痛……这些都是身体在提醒你：你的健康货币透支了，身上的阳气不足了。

而我们很多人的生活方式，都是在损阳。现在很多女孩子穿得越来越少，这样会很伤我们的阳气。现在很多地方都有空调，空调对于人体的阳气都非常有伤害。还有很多垃圾食品、有毒的食品，都会损伤到我们的阳气，所以脾虚的人特别多。在住的方面，现在人不像个古代都是住在平地，住得越来越高，越来越不接地气。行的方面，现在都是坐车，运动也少了，就很难去生发我们的阳气。

还有很重要的一点，就是病由心生。最伤人阳气的五种阴毒情绪——怨恨恼怒烦。我们在现实生活中也会发现，怨伤脾，怨会造成胃脘疼闷、胀饱、噎膈、上吐下泻、胃虚、胃炎、胃溃疡、胃黏膜脱落，甚至胃癌等疾

病。恨伤心，恨会造成冠心病、心肌炎、心积水、二尖瓣狭窄、心肌梗死、癫狂失语等疾病。恼伤肺，恼会造成气喘、咳嗽、吐血、肺虚、肺炎、肺结核等疾病。怒伤肝，怒会造成头晕眼花、耳聋、牙疼、嘴斜眼歪、中风不已、半身不遂、肝胆病。烦伤肾，烦会造成腰疼、腿酸、肚腹疼痛、腰椎间盘突出、腰椎结核、股骨头坏死、糖尿病以及尿毒症等疾病。

总的来说，现代人营养过剩了，活动减少了，习惯改变了，睡觉错乱了，心态复杂了。这些都造成了阳气的严重不足，从而涌现出 75% 左右的亚健康人群。所以，养护阳气是养生、保健、治病之本。将中医扶阳的思想应用到治未病与亚健康调理领域，可以让更多的老百姓受益，同时也可以使中医扶阳学派更加为人所知，深入人心。

中医扶阳的方法：药疗，如姜、桂、附等。食疗，热性的食物。动疗，跑步、易筋经、太极拳等。性理扶阳，喜生阳、善生阳、爱生阳（医者父母心、仁心仁术）。中医扶阳外治法：针刺、艾灸、温针、火针、火罐，以及集现代科技的红光、红外线、磁疗、热疗和传统艾灸、刮痧、拔罐、推拿于一体的扶阳罐疗法。所以说，我们的先贤和老师都会告诉我们，医者要有父母心，这样可以让患者在治疗的过程当中，得到很好的治疗。我们自身也能增加阳气，防止病气的转移。

还有中医外治法，指运用药物、器械、手法等从体表进行治疗的各种方法，是根据经络学说，沟通内外、联络周身的生理现象，以及"有诸内必形于外"的医学原理，创立的以外调内的绿色物理疗法。

中医外治法的起源，可以上溯到人类的远古石器时代。那个时期的人们是靠采集植物、野果和猎取野兽充饥，过着茹毛饮血的生活。为了生存，他们必须同大自然和野兽做斗争，于是慢慢学会了制造简单粗糙的石制工具和围猎武器，加上火的应用，从而为针灸疗法的起源奠定了物质和实践基础。在石器作业、采集野果、猎取食物的过程中，难免会受到各种意外的创伤，而这些意外的创伤有时会使得身体某些部位原有的病痛减轻或消失了。灸法的起源比针法的起源更早一些，要追溯到人类对火的发现和运用之后。火的发现和使用，改变了原始人茹毛饮血的饮食习惯，促进了人类的进化和文明，导致了人类生活的极大变革和发展，给人类同大自然和疾病的斗争增添了有力的武器。原始社会，人们住在天然石洞内，或者积木、垒石为巢，甚至野外露宿，极容易感受风、寒、湿邪的侵袭，引起肌肉、关节的疼痛。特别是北方高寒地带居住的人群，由于天寒地冻，风湿痹痛更为多见。我国现存最早记载灸法的文献当首推《黄帝内经》，同时期的《庄子·盗跖》中也有"丘所谓无病自灸"的记载。"灸"字，由久、火二字合成，其含义即指长时间以火治病。起初，是取松、柏、竹、桃、榆、枳、桑、枣等"八木之火"施灸（《黄帝虾蟆经》），因其副作用较大，不宜久灸，久则"伤血脉、肌肉、骨髓"，而后逐渐发现了艾叶这种更为理想的灸料。

我的老师王启才教授也会经常用到温针灸。温针灸是针刺与艾灸结合使用的一种方法，适用于既需要留针又必须施灸的疾病。操作方法是：针刺得气后，将毫针留在适当的深度，将艾绒捏在针柄上点燃，直到艾绒燃完为止。因此种方法艾绒不易捏紧，燃烧的艾绒容易脱落，出现意外。现在多在针柄上穿置一段长约 1～2cm 的艾条施灸，使热力通过针身传入体内，达到治疗目的。操作时要有人看护，可在施灸前先在皮肤上放置一块硬纸片，防止艾火落下烫伤皮肤或衣物。

还有一个火针刺法。火针刺法温经通络、软坚散结、排脓泄毒、祛腐生肌，主要用于治疗各种风湿痹痛、肌肤麻木。此外，还可用于痈疽、淋巴结核、顽癣、乳腺炎、囊肿、大脚风（血丝虫病，象皮腿）、雀斑、色素斑等多种外科、皮肤科疾患，可起到寒证得火而温、热病得火而清、虚证得火而补、实证得火而泻、瘀血得火而行、痰湿得火而化的作用。

我们老师这几年也在推广一种中医扶阳外治的扶阳疗法。这里不得不提到一个器材就是扶阳罐。简单地介绍一下，我们广东中医药大学 100 岁的邓老对于扶阳罐有一个评价：它是中医现代化的一个工具。我们知道传统的中医都会结合针灸、推拿疗法，除了用药内服之外，其他的方法都是外治法。我们在扶阳调理的过程中，也会把其他的方法综合在一起。它的操作手法非常简单。

下面我就讲一下中医扶阳外治法在医院临床推广的成就。这个是我们在湖南中医药大学第一附属医院做痛经的临床研究，是扶阳外治法的方法，治疗痛经的有效率大概是 66.67%，这个是临床报道。我们在广东省治疗更年期的失眠有效率大概是 97.9%。值得一提是，我们扶阳外治法在小孩疾病中的应用，因为孩子得病用吃药的方法和打针的方法都是非常不好的，特别是很多孩子输液很伤阳气，用扶阳外治法能够非常接受。我们在湖北省中医院儿科做了大概 5500 例的一个临床研究，效果非常好，而且孩子在调理的时候都是在睡觉。

这个是北京望京医院，也是中国最权威的骨科医院之一，我们在治疗骨关节病（肩周炎、颈椎病、腰背筋膜炎），妇科疾病和慢性疲劳综合征（痛经、附件炎、盆腔炎）都有非常好的效果。林新晓教授在南美洲给患者进行治疗的推广。这个是在新加坡的钟立新博士，用外治疗法来调理腰腿痛。

中医扶阳外治法已在全球100多个国家推广，为中医扶阳思想向国外的推广做出了扶阳人应尽的义务！我们希望通过中医扶阳可以向全世界展示和推广我们扶阳学派，让我们扶阳学派能够造福全球的人类。我的演讲到此结束，谢谢大家！

孙洁：再次感谢王教授的弟子给我们精彩的演讲！

外界把我们叫扶阳学派，既然有派，肯定会有它派系的理论和法体。现在市面上对我们扶阳也有很多的议论，很多的看法。我想也是这样的，既然扶阳医学已经走上了这样一个阳光大道，我们扶阳学派就是一个中庸大道，所含的内容是包罗万象。但我们是有一个中心主体的思想，要坚持扶阳学派的思想和宗旨。从最基础的来讲，就是道、脉、法、药这几个都不可缺少。既然要学扶阳肯定从基础学起，大家如果对扶阳有一点理解，我想还是从最基础的这种方法上面去下功夫，不要搬药，而是要搬法。这两天很多专家给我们讲了很多扶阳的方法和处方，大家在参考之余再多看看，一定要在法上面、在脉上面下功夫。如果没有达到道脉法药一体的话，不提倡大家去搬方来用。

今天上午的扶阳讲座分享就到这里，谢谢！

扶阳论坛 ⑦

扶阳和中医外治法

我的学医之路

王献民

（2015 年 11 月 15 日下午）

孙永章：下午还是请来自澳门的中华运气医学会会长孙洁博士主持。大家鼓掌欢迎。

孙洁（主持人）：各位老师，各位同道下午好！从第一届到第七届扶阳论坛一路走来，今天我们扶阳医学已经是人才济济，大家对于扶阳的理念也感触很多。每一届扶阳论坛的层次都不同，到这一届已经是第七届了。"七"在卦象来讲是"止"，在我们的经典《伤寒论》中有"七日来复"一说。从一到七，我想大家也知道，数至之止即有转变，这个转变也是转机。我们这次会议是我们的"七止"之论，也是为提升更高的平台打好基础之论。今天我们邀请到来自河南郑州洄溪堂中医馆主任王献民老中医，他在当地已经是闻名遐迩了，他今天就会跟我们讲一讲他的学医之路，是怎样走进扶阳的，对扶阳用药用方的感受如何？大家欢迎。

王献民：今天向大家做这个汇报，我有点紧张，同时也比较激动。为什么紧张呢？第一，我不会说普通话，只能用"河南普通话"向大家汇报了！第二，我学识浅薄，可能在汇报的过程中会有这样或者是那样的错误、不恰当的地方、不准确的地方，敬请大家原谅！好在有各位专家、老师、同道在这里斧正，这是我很激动的事，同时也是很感恩的事，也是特别幸运的事！

今天由于时间关系，我写的汇报论文，很可能介绍不完。所以我就从三个方面向大家汇报：一是介绍一下我学习中医的经历；二是我如何走进扶阳医学的；三是简述一下我对扶阳医学用药的一些体会。说得不到位的地方或者不对的地方，敬请各位老师、各位同道批评指正。

一、我的学医之路

在我的学医、行医历程中有三次转变：第一是 20 世纪 70 年代从高中毕业进入卫校学习，最后当了一名乡村医生；第二是80年代到我们县城工作、学习、行医、教学、进行中医药的研究；第三是90年代进入省城行医、搞中医药研究和科研、学习、临床至今，并获得过省、地区（市）科委的多项医药学成果奖励．一路走来到今天，从《伤寒》《金匮》到现在的学习和应用的扶阳医学理法，创新扶阳医学的理法，迈出的每一步或取得的一些成功，可能与自己的努力分不开，但更要感恩一路走来帮助我、支持我的朋友们！

我当过8年的赤脚医生。70年代赤脚医生是很难当的，那时候5分钱挂一个号，就可以开3天的药，经常有人付不起挂号费的还要欠费；当时每个医生都要包生产队，除进行各种医疗服务外，最重要的是都要进行免疫防治。每年到春或秋两季我们还要上山采药，并进行中药炮制、药品制作、药物种植等，工作很繁杂。

进入村卫生所前两年我在药房工作，在药房的这两年中可以说对我提高很大。我们大队卫生所大概有七位医务工作者，有两位在药房，每天要有一位医生轮流在卫生所守诊，其他的都要在各个村里去巡诊。他们开的所有处方，都要在我这里取药。我对各个医生的用药经验和用药规律进行总结，并随时进行用药后随访，观察用药后疗效情况，分析有效或无效的原因在什么地方；另一方面背诵《伤寒杂病论》；还要制药、对药品进行炮制。

70年代那时候非常艰苦，农村缺医少药，国家有一个政策，叫"三土四制"，就是利用各种能治病的资源土法上马：土法制药、土法种植药材或土法采集药材、土法治病；利用各种有利条件土法制水针剂、丸散剂、膏丹剂、酊水剂以及各类外用杀虫之剂。这些土法制的东西往往临床疗效还很好，这些处方的来源，很多是收集大多数医生或有经验的老中医的家传方，以及临床报道有效或通过自己临床验证有效，将这些组方制成药品使用。我在药房学会了制药，学会了中药炮制，学会了炼丹，总结了各位医生的用药经验。为什么要炼丹呢？我们卫生所有一个老中医，他是外科老中医，他会炼丹术，这对我以后的临床治疗意义非常重大。实际上最普通的工作你只要认真去干、去学、去总结，是能学到很多东西的，能集别人的小成作为你以后的大成，我觉得这个是非常难能可贵的。

我18岁进入大队卫生所在药房工作，两年的药房工作经历，让我学到了很多在大医院难以学到的东西。虽然在药房，由于善于钻研学习，也有很多患者找我看病，渐渐地，我20岁时就是小有名气的医生了！在这期间我除实践家传及书本知识外，又学习总结了其他医生的经验，更主要的是得益于我背诵《伤寒杂病论》。其中有两例病人让我的名声在当地逐渐传开。

一例病人是风湿热病人，这个风湿热已经治疗3年多时间未见效。病人不能劳动，一旦劳动就高烧40℃，发病时只能服用糖皮质激素联合解热镇痛药方可退烧，退烧后会大汗淋漓，而且全身都有风湿结节，随便用手一按就能摸到，按着疼痛而硬，如黄豆大小，遍布全身。由于长期的失治误治，病人已经到了弱不禁风的状态，无法参加劳动，只要一劳动就会发高烧，然后循环以上的治疗方法。农民是要参加劳动的，有劳动才能挣到工分，那时候每个成年人一天满勤的工分是12分，合人民币约一毛二分钱。如果不能挣工分，到夏秋分粮季节就分不到粮食，没粮食就没办法吃饭。虽然国家或集体也有一定的照顾政策，即使这样日子过得也很苦。他在省城和我们地、县的医院治疗了3年多，效果都不好。当时他阴差阳错地拿着一个西药方子，是激素联合解热镇痛、抗风湿药，到我这里来取药，大概五六种西药。因为看到给其开药方的医生是我们县当时非常有名的西医内科大夫，我就问他的病是什么情况。他把发病情况向我介绍了一下，就是他岳父盖房子，他是一个泥瓦匠，白天要干活，晚上还要住在没完工的房子内看守建房的材料。春夏之交的天嘛，他就住在露天的地上，由于过度疲劳，不小心就感冒了，就是西医说链球菌感染引起的风湿热。通过一段时间治疗，症状有些减轻或缓解了，但是没有治彻底。还得干活呀，一参加劳动病就复发了，以后反复多次就更严重了。根据以上情况我跟他讲，是不是可以吃点中药啊？他说可以。说以前也吃了很多的中草药，效果不好。当时挂号费5分钱，他不是我们大队的社员，现在叫村委会村民，他吃药要全自费。那时候所谓的合作医疗是以大队为单位的。我给他诊断后解释了他的病状，他就跟我说："你给我开中药吧。"我就给他开了3付药。根据所背诵的《伤寒论》太阳病篇第20条："太阳病，发汗，遂漏不止，其人恶风，小便难，四肢微急，难以屈伸者，桂枝加附子汤主之。"以此条之病机开了桂枝加附子汤的加味方，因为他出汗太多，加人参。没想到他吃了3付药，不但热退了（没用西药），同时风湿结节也变小了。以前的风湿结节手触时在皮肤下肌肉中，现在都突出在皮肤上，一眼就能看得见。我说效不更方，你再吃3付药吧。那时候这3付药是多少钱呢？要3块钱。当时的3块钱不得了，那是非常贵的。现在3块钱可能不算啥，那时候农民一天所挣的工分折合人民币只有 1 毛 2 分钱，他得挣多长时间啊！由于疗效好他第二次又吃了 3 付药，这个 3 付我给他又加了石楠藤，吃了以后风湿结节没有了，全身关节也不疼了，身上也有劲了。我告诉他再吃 3 付以巩固疗效，他又取服了 3 付药，第三次我给他加了活血化瘀、补气养血的药，如当归、黄芪等这一类的。前后共吃了 9 付药。从我给他治愈风湿热病到现在，他已经 70 多岁了，再没有犯过风湿病。他比我大，那时候我 20 岁，他大概 30 岁左右。

无独有偶，大概一个月后，又有一例这样的病人，通过别人介绍，到我们这里来诊治。一个女同志，年龄在二十三、四岁。发病原因是当时大队及各个生产队要进入"三夏（夏收、夏耕、夏种）"季节了，要求全体社员不能缺工，规定"颗粒还仓，寸草归垛"。那时候"三夏"季节任何人都要参加劳动，包括我们医生，都要手拿小旗，肩背药箱到劳动一线巡诊，有伤病及时治疗。你说我不想挣这个工分了，不干活行吗？不行，你必须要去劳动，不能缺勤。那时候农村的家庭副业就只是养点鸡鸭、织点布，年龄大点的人可能都知道，年龄小点的可能不知道。这个女同志弄了一机子布，织这些布是为了自己一家人做衣裳穿，多余的再卖点钱，就得加班加点地赶在"三夏"前织完。她说，白天要在生产队干农活，晚上加班织布，累了就地上洒点水，铺一个毯子躺那里睡一会儿，醒来还继续织，一机子布织完了她本人也病倒了。到我诊所治疗的时候是盛夏，当时她捂着被子，怕冷，而且她的腿肿得一条腿像两条腿粗，所有裤子都穿不上。我诊断后考虑再三，又用了桂枝加附子汤加人参，9 付药后痊愈。治愈了以后，现在她应该将近 70 岁了，没有再犯过。

我举这两个病例的目的就是说，有临床经验的中医"明家"对治愈这些疾病很可能已经不足为奇了，但是有些刚入中医门槛的人，要沉下心来，要从一点一滴积累能量，积累知识。这两个病人应该说放在现在我们"扶阳人"手里，应用我们的扶阳大法，有可能很快也能治愈。为什么当时这些病其他人就久治难愈呢？运用我们的方法为什么短时间就能治好呢？"经典"是我们的后盾！那时候我正在背诵《伤寒论》和《金匮要略》。假如说我不背这些经典，我相信人家治不好，我也治不好。所以《伤寒论》《金匮要略》《黄帝内经》《温病条辨》《神农本草经》等经典著作，是我在行医的道路上能一步步走到今天的基础。《伤寒论》113 方除了余禹粮方我没用过，其他的方我几乎都用过。《金匮要略》共 260 多方，我几乎都用过。机会是

我的学医之路

给有准备的人，不是给没准备的人。你要想有机会，你就要去准备。我用《伤寒》《金匮》方用了几十年，治愈的病应该是非常多的。我的病人从那时起，多则每天一二百，少则也有七八十。现在我确实看不动了，也就是一天能够看到30多到50人已经很累了。我临床这么多年，特别是学习和应用扶阳医学以来，对每个病人都进行了药、证、方、法的总结，特别是对没有治愈的病人更要进行总结，弄清治不好的原因在什么地方，以后再见到类似的病患将如何避免再犯同样的错误，这是很关键的，要"以病人为师"，特别是以没有治好的病人为师！

《伤寒》《金匮》方确实好用，可随着改革开放的不断深入，疾病谱发生了根本性的变化，多湿、多痰、多瘀、多毒，正气亏虚，本虚标实是目前解决的主要问题。在这些大病面前以前的治疗方法就显得捉襟见肘了！因为有文字记载以来，咱们五千年灿烂文化中，没有现代社会这样富足的生活、安定的环境、紧张的心情、不规律的饮食、污染的食物及环境，包括抗生素、激素的滥用。因此就要促使我们去不断探索、挖掘、学习、总结，选择出更有效的治疗方法。

12年前，有幸看到了"钦安三书"。刚开始学习，觉得"钦安三书"写得太好了，就开始试着书上的方法用。我读书善于找重点，有用的、理解了的立即进行临床验证，验证后把有效的精华部分作为自己以后运用的重点，反复验证直至能成熟运用是最终目的。当时认为没用的或理解不了的，我可能会揣摩几年或者更长时间。以后觉得它有用了，我会再反复地看，直到弄懂弄通为止。其实我这个人是爱书如命的，我对书的这种爱好胜于我对任何物质的需求。我从来不逛街也从来不逛商场，即便我要买什么需要的东西，直接到那个地方取了东西就走，可我最爱去的地方就是书店。

说到这里有一个插曲。在70年代末，我在书店发现了一本书，当时兜里没钱，不是没钱，就是钱用得不够了。是啥书呢，是魏子琇的《续名医类案》，我跟书店的人说，你这本书现存多吗？他说就这么一本。我跟他们讲我现在钱不够了，中午之前我会把钱拿过来把这本书买了，无论如何中午前不要卖给别人，若过了中午以后我没有来，你们再把这本书卖掉。跟他们说了很多好话，他们也是看我比较真诚吧，终于同意了我的要求。我就赶快出去借钱。农村人在县城借钱是不容易的，可能是上天眷顾我，一出门就碰见我们家族中的爷爷。我爷爷借给我2块钱就把这本书买下了，这是我最幸福的时刻！

我每年要订阅10多份杂志,大部分是中医类的,还有一部分西医类、中西医结合类、理论类、研究类、药学类等,以随时了解疾病动态、治疗疾病的新方法、新组方、新理念等。我收集了《中医杂志》从50年代的第一期发行的单行本到90年代末的全部杂志,一本不少;收集了《新中医》80年代以前的所有杂志;这些杂志我会一本不落地研读,并将临床有效的内容载录下来进行临床验证,有很多是有临床疗效的。

我在这里说这些故事的意思就是告诉大家要爱书、多读书,要读一些有用的书,同时你还要会买书。我所有的书几乎不借人,这是第一。第二,我的书可能读烂了,也不可能丢掉,我非常爱书。今天在这里给大家这样啰嗦,其实也是想给大家传递一个信息,你要想在医学领域立住脚,成为医学方面的佼佼者,成为在这方面能够治病的医生,恐怕多读书是必须的。当然我不是医学大家,但我还在继续努力着!

二、走进扶阳

其实我迈入扶阳这个门槛也是非常坎坷和困难的。当时看到"钦安三书"以后是不缺钱买书了,真的是爱不释手,读了十多遍,这里面东西确实很多、很新颖,但又有些难理解,用三书介绍的治疗方法用于临床,能使一部分患者确实得到了很好的效果,但是有一些病人确实会让你跌大跟头。

在这里我再举两个病案,这两个病案就是一种乙类传染病——布鲁氏病。布鲁氏病可能南方发病不多,我们那里也很少。它是牧区的传染病,是布鲁氏杆菌感染导致的人畜共患的一种传染性疾病。第一例我通过扶阳加透邪解毒的方法,很顺利地把它治好了。因为布鲁氏病是乙类传染病,药物是通过卫生部门下属的防疫站免费给药,但即使这样也有难以治愈的病例。所以别人又给我介绍了另外一个布鲁氏病,这两个患者均是因食品安全的问题而发病。这两个布鲁氏病患者没去过牧区,为什么患这个传染病哪?就是吃羊肉串吃的,购买了牧区感染了布鲁氏杆菌的羊肉做成羊肉串,羊肉串烤得又不太熟,食后得了布鲁氏病。

治第二例患者,应该说我跌了一个大跟头。她已经用西药治疗7年了,最终这个病是通过中西结合给治好了。但是这个跟头我跌得非常惨!由于她已用西药反复治疗很长时间了,我接手治疗时患者怕冷,夏天穿棉衣,身体虚胖乏力,脉细弱而伏、似有似无。在治疗过程中,开始人家能走着到我诊室去，以后是两人驾着到我诊室去的，再后来几个人抬着到我诊室去的，我把附子从30g，逐渐用到250g，越加大附子用量患者越乏力，越用越没劲，越用病越重，加用参芪类后病情更严重，脉象更伏。没有办法我跟患者及家属说，你不要找我治了，我已无能为力了，你还是先回去。但是患者和家属对我非常信任，没有办法，先让患者到了防疫站继续用西药治疗一段，等我想好治疗办法再说。可奇怪的是以前常用这些西药没有效果，现在再一用效果反而特别好，最后这个病人又治了一段时间就好了，中间也加服了中药，也算中西医结合治愈的吧！但是自从我接手治疗以后，患者由走着到我处诊治到最后抬着来，前后治疗2个多月，我心里真的非常难受。

当时正好买到了卢崇汉老师的《扶阳讲记》，《扶阳讲记》里面虽然提到了桂枝法，但是没有桂枝法的具体内容，所以我就再看《扶阳讲记》后面的这些医案。我把那里面的医案摘出来，认真研究学习，反复研究了3个多月，在这3个多月内，只要有空闲就钻到屋里看卢老师那个医案，对病人、对方药、对症状，最后我确实摸出了一个自己认为的"桂枝法"，虽然比彭师传授的桂枝法有出入，我认为已经提高了临床疗效，也稍微懂了一些应用桂枝法、附子法的次第了。所以后来在合肥第六届扶阳论坛上写了一篇小论文，将七个我认为用桂枝法治愈的病例，发表在会议编写的论文集中了。因为在此以前没有发现桂枝法相关的正式、成熟的报道，虽然在前几届的扶阳论坛中提到了桂枝法，但没有桂枝法的具体应用和组方，我就写了一个自己认为的桂枝法的应用。自从应用了我所谓"自创"的桂枝法，临床疗效还是有大的提高！但是比现在还是有差距。当时就解决了因为用附子不当导致的一系列的排病反应或副反应。

我们不要把扶阳医学想得那么简单，她是《伤寒论》《金匮要略》的升华与总结，是塔尖上的中医扶阳医学，是二百多年传承过程中吸取历代精华并经过临床验证而能治病的医学。当然，不是你用附子用得量多大、多重、多频就是学会了扶阳医学了，就想当然地认为掌握了扶阳医学了，扶阳医学是有很严密的治疗次第的，是一门正、准、精、高的医学，是一个海纳百川的医学，是一个吸收了各门派精华为我所用的医学，是一个总结前人和自己的失败又自我革新的医学！同道们，要想攀登到医学的塔尖，是要付出巨大的努力才能成功的！

扶阳医学以脉定法，扶阳脉法学好了，学精准了，才能达到准确定法、精准选药、精准处方、精准治病，疗效才能显著。我参加中华中医药学会南沙扶阳基地弟子班的学习后，在治病的道路上较快地打开了很多瓶颈，真是深有体会。彭重善老师传授的"桂枝法""附桂法""附子法""非桂附法"等这些大法，使我解开了很多打不开的结，促使我很快在扶阳道路上有了一个大跃升。扶阳医学的宗旨是，不管患者有千变万化的症状、体征、检查报告，在中医学的"统一整体观"的基础上，脉象是选法定法的"金标准！"在此基础上，再根据患者的主要症状和体征，选用一些对症治疗的药物和专药，临床上会达到非常好的治疗效果！定法是最关键所在，若法定不准，其他的用药均是白给，不会有好的临床疗效！具体的定法标准、选药方法和专药，请参加中华中医药学会成立的扶阳医学传承基地的相关课程及讲座。

三、我对扶阳医学用药的一点体会

附子是扶阳医学常用的一味主药，由于此药的临床疗效与副作用都非常明显，是不可轻用的；当然我用附子也很多，量有时也很大，但这是建立在扶阳医学的成熟理法、脉法的基础上、中医辨证的基础上，切不可无目的地去应用！有些医生没有认真和系统学习过扶阳医学的课程，对经典和扶阳医学的书研究不到位，听说扶阳派善用姜、桂、附，就想当然地认为，大量应用附子就是扶阳医学的治病方法了，这样是很危险的，大家切切注意！安全用药，快速治愈疾病是我们扶阳医学应该达到的目标，切不可不懂而乱用。根据张老师昨天介绍的用药心得，他用附子是从15g左右开始的，以后逐渐加量，直至附子剂量达到30g以上，有的会用至60g左右，这样也是一种很好的用药方式！

我现在用附子，由于掌握了扶阳脉法，需要用附子时一般先用60g左右，逐渐达到90g左右，极少数危重患者会用到150g，没有再突破这个量，这是建立在脉法准确的基础上的。有时候我上手就是90g附子，为啥我上手就是90g附子呢？这是对一些急证或危证，若此时不打破常规用药，会误了治疗的最佳时机的，但是准确的脉法和准确的临床辨证最为关键！要达到这个目标，一方面要认真学习经典，一方面要系统学习扶阳医学的课程，再者就是跟师临诊学习。

其实今天上午傅老师把这个朱茯神法讲得非常好。我认为扶阳医学从症状上首先要解决两个问题，一个问题是睡觉问题，就是心肾相交、神志

扶阳论坛 ❼

我的学医之路

161

安定；另一个问题是气血的生成问题，能吃饭、脾胃健运问题。这两个问题不能得到解决，肾无收藏之精，肝无贮藏之血，心无所主之血脉，肺难肃降宣发以朝百脉而主治节，脾无资粮更难运化精微"化赤而为血"。所以先使肝胆疏泄条达，而水火既济、心肾相交则能"眠"，还要解决脾胃健运的问题而化源不断，这两个问题解决了，其他问题都会得到很好的解决！

　　若你治疗的患者不能吃饭，又睡不好觉，此时附子是要慎重应用的，甚至姜、桂之类用之也要谨慎。因此我们要认真体会，认真观察临床疗效情况和患者对药物的反应情况，扶阳医学是一门高深的医学，是一门会治愈很多大病、难病、急病、危病的医学，她是经典的升华，是集经典与各门派精华于一身的医学，也是统领中医药向前发展的医学。基于此，我们更要去努力学习她，保护她。这里面水太深了，就像昨天有老师讲"立极"是一样，不管是桂枝法或是非桂附法，还是朱茯神法，要解决的首先是中焦肝胆脾胃的问题，若能把肝胆脾胃的问题解决了，你可能就是大医，甚或是上医，80%的病就可以得到解决。为什么呢？肝胆舒畅则中脉通而心肾交泰，脾胃健则化源足而气血得生，同时气机升降无阻，而无水湿痰浊瘀滞之虞，病从何来！如果中焦脾胃肝胆的问题解决不好，附子要想沉到坎水中温暖坎中一阳是困难的，是很难用附子去"立极"的。附子不能沉入海底坎中，这么大的附子量，就要上冲而形成"壮火"，此时的热药反应是非常厉害的，不但对身体无益反而还会有害。我见过因为热药反应导致的冥眩之症，那是很吓人的。当然《黄帝内经》上有句话："药不冥眩，病弗瘳也。"但若现在用大量附子导致病人"冥眩"，病人家属是要找你麻烦的。不要把这个"冥眩"之症，当成你学习应用扶阳医学的依据，你不能叫它"冥眩"。如果你让病人"冥眩"了，你会吃官事的，尤其是现在很多反对中医、反对扶阳医学的人就会以此大做文章了。我见过因为中焦的问题解决不了，服药后冲击心肺，送进医院去的患者。你用了大量的附子，中焦的问题解决不了，它是沉不下去的，那就要向上冲击。首先要冲击的是患者的心肺，轻者导致胸闷气短、头晕恶心、四肢乏力，有时有欲死不能的这种状态，虽然说有些可能几个小时或者停药以后可以自己缓解，但是病人再去找你的机会就很少了。特别是新进扶阳圈的医务工作者，或刚出学校门的学子们就更要注意了。较重者，服用大量附子后，把人撂倒了几个小时，虽然最后患者自己醒过来了，疾病也好了，但这几个小时的"冥眩"，会给你造成非常大的麻烦，所以我们用附子需要特别谨慎。

我经常用附子，我的病人比较多，所以一年最少要用 4 ～ 6 吨附子，所以我今年从四川江油进了 10 吨附子，这个够 2 年用。我反复讲，用附子不是随便用的，我用附子的量根据脉象情况，一般是 60 ～ 90g，也有小剂量 10g、15g 的。用量的大小是根据患者的脉象情况定的，所以扶阳医学的脉法非常重要，要达到精准，就要达到脉、法、药一体。我反复说一定要把扶阳医学的脉法学精、学透。若肺脉很紧的话，是不宜用附子的，因为患者的外邪还没有解决，用了附子会与外邪形成阴阳分离的状态，阳气在外不能内收会常将营卫的门户大开，此时除失眠、头晕头痛外，还会导致大量出汗，长期下去阴损及阳，更有甚者，形成内寒而外热，上热而下寒之证；中焦枢纽的问题解决不了的话，你更不能用附子。

我看过扶阳医学的一些书，也临床总结了一些经验。用附子之前，要先用桂枝法或其他法把患者的经络疏通，运行的道路通畅后，并去除了郁滞的外邪或中焦枢机郁堵，再应用附子下温坎水，就很少会出现热药的排病反应，用附子的脉象一定要缓和下来。在《卢氏临证实验录》中用附子，有一定规律，一般先用桂枝法等，待时机成熟后，才开始用附子，先用八钱至一两逐渐加至三四两（90 ～ 120g 左右）。非常成熟、精准，水到渠成。"要致富，先修路"，人体也是如此，五脏六腑之经络不通畅，用补法是很难达到治病的目的，特别是一些内寒外热、阳虚不固、经络瘀滞都很重的病人，不把"壅堵的路"这些问题解决，用补法或温阳的附子之类是很难避免热药反应或排病反应的！再者，在五脏六腑中，补肾最远最难，就如千山万水一条道，想把短缺的物质——肾精肾阳运进去（补进去）是很难的，因此前期的"修路之法"尤为重要。

甘草这味药基本是方方均用，有的用量很大，有的用量较小，小者一般都是 5g 左右，常用量在 15g 左右。我觉得这就是扶阳医学体系中各自认识不一样的地方！我个人认为甘草量的大小与各人的用药习惯有一定关系，也和对疾病度的把握有关。有时候与疾病的病因、病机、病种、脉象也有直接关系，有的结合了现代中药药理学研究来决定用量的大小。假如说你把患者的中焦问题都解决了，寒邪郁滞又解决了，这个时候你用甘草量的大小，是根据患者的病情需要而定的。如果说没有解决，浮阳外越，怕用热药不能很好地下沉，需要"伏火"，特别是像肾精（如油）燃烧的"壮火"，水是很难把这个火扑灭的，此时就需土压来"伏火"，甘草是最大的"伏火"剂，所以有的用 15g，有的用量更大，因人、因病用药才是最好的。

我的学医之路

张老师昨天讲的医案一下用到30g，有的用到60g，因为他有这方面的经验，但我们不能照猫画虎，一定要切合病机，切合临床需要。

初入扶阳医学的人没有用药经验，就先学会应用彭重善老师传授的"桂枝法"，不要急着应用附子之类的。卢崇汉老师讲过一句话，桂枝法能治80%的病。如果你把80%的病都治好了，那你就是大医了，上医了。根据我自己应用桂枝法的经验，在临床中很多病能够得到很有效的改善。

应用附子之前，一定要看这个病人能不能吃饭。如果不能吃饭，用附子时要注意。同时我治过很多的大病，包括一些难治性疾病，特别是阴精亏虚，阳浮于外，或急性中风属脱证范围的病人，脉微欲绝，精气将尽者，这些人的阳气是不足的，但是阴精也已经亏到极致了。如果此时你贸然用了大剂量的附子，他马上会连根拔起的，再想挽救实在难矣！可能大多数就没命了。有一些体质久虚之人，在开始用药时不可急着用附子，待其气血精气有所改善后再用附子，这样治疗安全有效，不使肾精过度耗伤。虽然附子具有温暖坎水，而且还可用阳化阴，但是患者一定要有精的贮备才可化得阴精，只是需要阳气的温化，精在此能化气以行阴之润，附子本身不是生精填精之品。阴不平，阳何以为秘？阴精亏，则阳会外越而不归宅，不归宅就要开泄太过而形成上热下寒，外热内寒，真寒假热或阴火之证，甚则阴阳离决，要认真去辨证，不可马虎地见有热就清，见寒就上姜、桂、附。

我们在临床中有时治不好病，说明诊疗技术没有学到家，我们还可以努力学习，进一步完善我们的诊治水平！若不辨证而去乱用药，加重了病情那就是犯罪了！就好像我治疗失败的布鲁氏病一样，由于其阴盛阳无所依，外浮而开泄汗孔，致使经络越来越瘀，阳气越来越不归宅，在外使营卫不调而开泄，汗多则亡阳，阳亡则难固。所用的附子由于没有沉入海底温暖肾水以助肾阳，进入补肾的道路均堵塞了，有精气提出的路，而没有收藏的路了，所以越用附子，出汗越多，损精更多，浑身乏力没劲更重。若病家对医生不信任，那后果就会很难说，甚至会吃官司！

在临床中有胸腹水或严重水肿的病人，我建议大家用附子的时候一定要注意。很多的胸腹水病人由于经络脏腑被痰、湿、毒等病邪瘀堵了，看到临床上一派寒象，就像一个冰山一样。如果你把这个冰山溶化得太快，由于肾中阳气、精气没有得到恢复，不能很快气化或排泄运走，极有可能会形成"内涝"而使胸腹水或水肿更重。由于肾阳虚无能力分配掉这么多的积水，加之温补肾阳的道路壅滞不通，此时提前用了附子，就会导致胸或腹水越来越严重。我临床中发现，很多患者治疗了一年多，腹水、胸水还是一样解决不了。为什么呢？因为此时所用的附子不是温坎水以化肾气，而是先去把积存的冰雪块融化掉了，虽应用了大温坎水附子，由于进入坎水的道路不通，坎水还是寒的，气化难以行成，此时不但不能温补肾阳，以行气化，由此形成的内涝反而更伤害肾阳、肾气及五脏六腑之阳气，这样的治疗是得不偿失呀！若一定要这样去治，一部分病人碰巧可能会治好，但是这个水肿或胸腹水的治疗时间会非常长，大部分会导致病情恶化。

　　所以用附子那是要很谨慎的。扶阳脉法一定要精准掌握，多学习、多总结、多跟师。解决好中焦壅堵问题是用附子的先决条件，如果解决不了这个问题，服用附子后不单加重病情，还可能中焦更壅堵，而导致不能吃饭，或变生他病。还有一部分人用了附子会腹痛腹泻，有一部分是附子质量有问题，要么炮制不到位，要么胆巴超标引起胆巴中毒。再一方面是附子直接通过阳明之合，使大阴开泄太过，小肠泌别清浊的能力不足，直接由三焦直下形成了腹泻腹痛症状。就像本来房子里面很冷，而火烧到房子外面了，这个火虽然很旺，屋子表面化掉了一点冰，但屋内的寒冷之气还在，化掉的水或病邪没有通过脾胃的转枢，肾气的气化，而是直接经阳明大肠不分青红皂白地泻下了，这是达不到扶助阳气的目的。还有一种情况就是，进入坎水的通路很通畅了，此时肾之气化得以形成，使脾强胃暖。此时由于身体内潜藏有伏毒，或者五脏六腑藏有伏邪，因为附子的温暖气化，使这些伏邪枢转致阳明而大便暴泻 1～2 天后即止，泻后疾病也得到了很大的缓解。此类暴泻次数多时会有一点乏力或肛门灼烧疼痛，没有其他不适反应，更不会导致西医说的电解质紊乱，此时在家静养几天，体质很快得到恢复，恢复后的身体较以前更好。还有的病人服一段时间药后，小便特别多，气味特别臊臭等。后二者均是疾病向愈的情况。正如《伤寒论》第 278 条说："伤寒脉浮而缓，手足自温者系在太阴。太阴当发身黄，若小便自利者，不能发黄；至七八日，虽暴烦下利日十余行，必自止，以脾家实，腐秽当去故也。"怎样判断用附子后的正确与否？多读经典、多跟师、多体会、多实践、多总结，并参加扶阳基地的系统培训！

　　在临床中有时候桂枝法也用不上，怎么办？比如这个病人身体很虚了，但经络脏腑又很瘀堵，这个时候用桂枝法由于开泄太过邪没祛除，又伤了正气或精气，又不能用附子法或附桂法，是否非桂附可以用呢？根据患者情况适时选用朱茯神法、藿香法、广紫菀法等。今天上午傅老师给我们详细讲解了朱茯神法，我们可以认真的学习和选用。

我自己创制了一个法——鹿角片法。此法以鹿角片为主，辅以沙参。鹿角片行督脉以通透全身之阳气，味咸性温，内补肝肾以助阳气，强筋健骨，填精补髓，扶正固本；外用可活血散瘀、消肿透毒。此药可内可外，能上能下，内补脏腑、温阳填精，疏透经络，补而不滞，外达肌腠，透邪不伤正，填精不留邪，无论外感内伤，均可应用，是一个难得的好药。沙参甘寒而清利，补肺养胃，润心安神，清中有补，补中有清，补而不腻，清不伤气，祛邪不损正，补气不留邪，清咽利痰，助解表药以祛外邪，助补益药以生气血，助鹿角片补气填精，除邪安正。二药组方补透结合，法于《千金方》之任督汤，对于外感内伤，经络脏腑亏虚，补泻两难之证，用此法均可得到很好的解决，应用到临床，愈病无数。此法可以同桂枝法结合，形成鹿角片法的桂枝法结构，也可与非桂附法结合形成鹿角片法的非桂附法状态，还可以同丹参饮等活血化瘀方结合、也可以同祛湿祛痰止咳之类方药结合应用。总之，鹿角法可疏可补，可透邪可填精，可内可外，可上可下，辨证准确，加减变化得当，可使很多疾病转危为安，也使很多因姜、桂、附之法无法解决的问题迎刃而解，特别是小儿科、妇产科、五官科疾病用之更佳。

扶阳医学是海纳百川的医学，改革开放以来，人们生活发生了质的变化，身体也随着改革开放发生了变化。现在的人用脑多了，体力劳动少了，生冷食物多了，熬夜多了，饥饱无度、饮食不节的多了，人们所患的疾病也和以前不一样了。传染病除流感以外的其他传染疾病均少了。内伤五邪的病多了，如代谢性疾病、肿瘤、结缔组织疾病、心脑血管疾病等，成几何式暴发。30年前很少见的疾病现在已成为常见病、多发病，并形成了"年轻化、知识化"的趋势。因此我们就要改变治疗思路，海纳百川，除了钻研经典外，还要集各门派之优秀理法、治法为扶阳医学所用，以便更好地治愈疾病。扶阳医学还有一个重要功能，就是在治疗当前疾病的同时，还要清除深潜体内之伏邪，实现治未病之目的。

在临床中发现一些病人既有外邪，同时体质又虚，附子法、桂枝法均用不上；用补药上火，上火后用清泄药又伤脾胃，多数服药二三剂自觉有效，再继续服就越来越难受。这样反复治疗几年甚至十几年的病人很多，不但旧病没有治好，反而又会增添新疾，身体一天天虚下来，瘀堵一天天增加，但是很多医生还是乐此不疲地沿用无效甚至对身体有损伤的治疗方法。很多患者来诊时，我真是感到内心深处的痛！其实这些病在我们扶阳医学领域内，治愈非常轻松，即使不能很快治愈，很快缓解主要症状还是有可能的。

鹿角片法在这方面疗效就比较理想。此法应用以后，既可以防止用桂枝法祛邪伤正，又防止补气血法壅滞上火，还可以作为附子法或填精法之开路之法。鹿角片有透邪的作用，又有填精的作，它透邪不伤正、填精不留邪。我发明鹿角片法时，根据鹿角片之功能特性，结合现代人的多湿、多痰、多瘀、多毒、多寒、多本虚标实的特点，利用鹿角片温而能透，透中能补，填精透邪不恋邪这些特点，又结合我在农村当赤脚医生时治疗乳腺炎的一些病例，就是用一味鹿角片煎服把乳腺炎治好了，在农村有时真是把鹿角片当成无所不能的"神药"了。基于以上鹿角片的作用，我悟出了一个非常实用的扶阳大法——鹿角片法。在治疗很多疾病我的第一方大多都是鹿角片法，经上千例、上万例临床观察，没有发现不良反应，安全有效。

鹿角片的用量根据患者的具体情况，成人每天在 30 ～ 75g，小孩一般是 10 ～ 30g；沙参多在 30 ～ 60g 之间，小儿酌减。鹿角片法可以与桂枝法结合应用，有时候与附子法结合应用，有时候还可以与桂附法结合应用，或者与非桂附法结合应用。我一年要用 2 吨鹿角片，现在的鹿角片从以前的 100 多元 /Kg，上涨到了 300 多元 /Kg。说明大家应用鹿角片法已经得到了实实在在的疗效，用的人也多了。

再向大家介绍一味药——上安桂。上安桂就是越南进口的上百年树龄的树干皮，我们国内的最好肉桂是企边桂或上油桂，较上安桂稍次，临床疗效也非常显著。上安桂甘辛大热，为气厚纯阳之品；入肾补火助元阳，并可引火归元，以治肾虚作喘，阳虚眩晕，阳痿遗精，小便不利；入肝温通经脉，活血行瘀，散寒止痛，以治寒疝奔豚、月经不调、痛经癥瘕，阴疽流注；入心则强心定志，"主治九种心痛"；入脾散寒止泻，止痢杀虫，以治腹痛冷气、膝冷寒痹。《本草纲目》说："肉桂，引火下行，补命门不足，益火消阴，治寒痹风喑，阴盛失血，泻痢惊痫。治风痹失音喉痹，阳虚失血，内托痈疽痘疮，能引血化汗化脓，解蛀蝮毒。"

上安桂（肉桂）辛散能透，辛散寒湿，甘补脾肾，温暖元阳，入肝肾温肾助阳，暖肝止痛，入心脾强心暖脾，散寒通心。临床时，若用桂枝开拨太过，用附子又不能温潜坎阳时，上安桂正当其用。上安桂既可大温坎阳，又可通经祛邪，可补可泄，可透可收，相得益彰！在临床中，初诊我一般不开附子法之类，而要么是鹿角片法，要么是上安桂法，要么是桂枝法，特别是临床攻补两难的患者，更不能开大剂量的附子。而且有时候附子的质量参差不齐，开出后确实很担心。应用鹿角片法或上安桂法效果也非常好，上安桂一方面走中焦，开中气，又能温肾阳，化瘀滞，应用也非常好。有时候两法合用，有时候单用，我觉得这就解决了用桂枝法拨得太过，又不能用附子法的矛盾；同时用非桂附法的时候，由于阳虚需要温化的时候，这时候把上安桂加进去，会起到意想不到的效果。

就如今天上午傅老师讲的一样，要学好扶阳医学，一定要把《卢氏临证实验录》及钦安三书、彭师的"传道录"多研读几遍，把扶阳医学的教材及相关书籍研究透彻，把中医经典更多地研读背诵下来。学习的时候一定要认真，不能走马观花、蜻蜓点水，要一个医案一个医案地研读，就能吸收到精华为我所用！我深入研究过卢铸之先生的医案，我越看越兴奋，晚上看时我往往会睡不着觉，所以我看书都是早上看，大多时候早上 5 点左右起床，无论再忙每天都要抽出两个小时看书学习，几十年如一日，除非有特殊情况不允许看书。扶阳医学传承 200 多年，是有很深的东西需要我们去学习、研究。我才学习应用扶阳医学治疗疾病十几年，也是一个刚进入门槛的学生，我会坚持研究、学习、传承好这门确实能够治病的医学，使更多的喜欢扶阳医学的人更好地掌握解除患者疾苦的方法和技术。大家如能坚持学习扶阳医学，一定能够成为临床技术过硬、疗效显著的名医，坚持下去一定能达到这样的目标！

我的医案里面还有两味药，因为时间的关系，我只能再介绍一味，这两味药我用量都比较大，一个是法半夏，再一个就是灶心土（又名伏龙肝）。我用灶心土的量非常大，一般上手都是 150g 左右，这个药非常好，具土金与木火之性，还蕴含着五行之性。它以土铸之，以木之火所炼，久炼成金，金可生水，水又可润木疏土，以达金木交并，木土合德，水火既济之效；可使中脉得通，炎火得镇，水土互培，金水相生，土木相合；上安心神以定血脉，中镇肝胆、安神定魄、温脾暖中，下制肾水使坎水不寒、龙雷之火不可上犯，真是一味难得的好药！可现在药源缺乏了，因为现在烧柴草之类的灶台已经很少了，因此要想应用久烧久炼之伏龙肝实属不易。这也是我大量应用的主要原因。灶心土交通心肾的作用，有时候远大于朱

扶阳论坛 ⑦

我的学医之路

茯神。如果你在朱茯神法里面加入灶心土，就如傅老师介绍的朱茯神法一样安神助眠效果非常好。有一部分人用了以后，不多时就会呼呼大睡，但是量必须大一些，原因前面已经说了；再者，用量达不到一定的量，临床效果出不来，就达不到纳下镇心安神的能力，达不到温中止血止呕暖胃之用，达不到暖脾止泻、潜藏龙火之力，达不到交通心肾、制水伏火之能。而且这个药我应用得比较多比较广，也符合了我前面说的，服完药后要达到能吃能睡的目的。我把伏龙肝广泛地应用到桂枝法、桂附法、附子法、鹿角片法、非桂附法等大法之中，达到了很好的临床效果。今年我已经用了3吨左右的灶心土了，我深深地偏爱上了灶心土这个药。我的灶心土相对比较纯，都是药商从农村现有的烧柴草锅灶中收购的，质量大多没问题。

　　总之，要想当一个好医生，"懂药"非常关键，现在很多的医生都不懂药了，你不懂药几乎就不知道这个药品的质量如何、疗效如何、药性如何，只能听任于书本知识，就容易用偏或不准。关键时刻不敢大胆应用，贻误战机；或有时用药过于孟浪，造成不应该的后果。用药如用兵，你作为指挥员，不知道所用的兵是什么性格，怎么能打胜仗呢！我上山采过药，在药房工作过，对药的质量要求非常严格，不敢说我的药在当地是最好的，但是比我的药品质量还好的应该不多。

　　现在市面上真正的法半夏的价格比较高，但也有价格很低的，那是水半夏冒充旱半夏的。水半夏又叫"滴水珠"，虽也是南星科植物，但水半夏以消肿散结见长，其化湿祛痰、降逆止呕的能力较差，交通心肾、安神利尿之力就更弱了。我们《伤寒论》的小青龙汤之所以重用半夏，即取其开结行水如青龙一样"尿解"病邪的。很多人以次充好，是非常害人的！制水半夏切片比较光亮好看，水半夏形状大多是长椭圆形的，一般后面都带个小尖把，就跟家里的长葫芦形状差不多。一些药商就把这个小把剪掉，然后再炮制冒充旱半夏，有的价格稍低于旱半夏，这样的利润空间就很大。再一个就是用云南、贵州家种的小南星充当旱半夏，南星和半夏它是有区别的：二者上面均有一个肚脐，但南星星点状的东西要比半夏少；南星底部比较圆，半夏底部相对比较尖，或不规则，南星很规整。在用药方面，既然我们是要给人看病，在座相当一部分医生不是在医院，而是自己开诊所，所以你所用的每一味中药的药品质量、科属、性味归经、功能主治、配伍禁忌、副作用、现代药理研究、产地、生长年限、炮制等都要搞清楚，否则关键时刻会不知所措而致贻误病情，切切注意！

我在治疗失眠的方药中，有三味药用的频率必较高，现在介绍给大家。一味是朱茯神，一味是半夏（法半夏/制半夏/生半夏），一味是灶心土。而且这三味药如果用好的话，对于失眠应该说90%有效，有时会有意想不到的效果，这是我个人的临床观察，大家可以临床一试。

　　今天因为时间关系，就与大家分享到这里，我在这里非常感谢孙永章主任给我这个机会，得以向大家汇报我学习和治病的心得。如果哪个地方说得不对，说错了，敬请大家原谅，也请各位老师、同道批评指正。谢谢大家！

　　孙洁（主持人）：谢谢王献民老中医用亲切的语言娓娓道来他是如何学中医，如何学扶阳，如何应用扶阳医药的。我想大家听了以后，会对扶阳有更深的感受，更大的兴趣，更加坚定扶阳的这种理念。让我们再一次把掌声送给王献民老中医！谢谢！

我的扶阳之路心悟

闫文静

（2015 年 11 月 15 日下午）

孙洁（主持人）：扶阳的脉、法、药一体，上午傅文录老师也讲了，一法通，万法用。我们扶阳医药的方法、法要，是法中有法，法中辨法，只要你通了这种理法方药通了，就可以以方辨万法，是一种相通的理论。

接下来演讲的是河南省安阳市社区卫生站的闫文静医生，大家欢迎！她接触扶阳医学也只有几年的时间，在这期间的突飞猛进，我们可以看扶阳手册的 177 页上面有她对郑卢医学治疗皮肤病的临床体悟，大家静心聆听。

闫文静：今天怀着感恩的心，向大家汇报我的扶阳之路和一点点的心悟。我学医时间短，学识浅薄，不当之处请老师们给我批评指正。

经过这几天学习，作为虔诚后学的我，非常受益。这同时也是一次别开生面的精神大餐，使我的精神得到了滋养，实现了精神扶阳。感恩大会精心安排，感恩我们的先贤留给我们民族优秀的文化，感恩专家大德为我们传授，让我们更尊重自然、敬畏天地圣贤，留也给我们更多的思考空间，回去慢慢地消化。

很庆幸自己有这么多的机缘，这么多善缘，走上扶阳之路。我是扶阳的受益者，我的家庭是扶阳的受益者。2012 年我的家人生病，到成都参加扶阳论坛我想的是否可以见到大师为我的亲人治病，因为那时候我还不会开方。到了 2013 年，在安徽的扶阳论坛上结识了张宇轩先生，他介绍我们到彭师那里，为我们的亲人治病。后来我参加了弟子班、精品班、禅修班，一路跟下来，不仅把家人的病治好了，自己的医术也有了一个质的飞跃，在这里我非常感恩他们。

扶阳郑卢医学是一套系统的医学理论，它源于《道德经》《易经》《内经》《伤寒论》，是天人合一宇宙观的生命科学，在天人合一整体观念的基础上，以火立极，守极、归根、复命、复常，从而达到坎离既济的终极目标，是生命的原动力。否极泰来，生生不息，这需要在诊断、立法、遣药上丝丝入扣，体察至微，深明理路，一以贯之。以脉立法、处方、遣药，一定要从脉象上感觉真气的盛衰情况，于整体和部分脉络所反映出的阴阳变化，感受脏腑的运行状态，进而参透经络网膜、气血要道相通相应之规律。要有这样的功夫，需要慢慢地体验。

通过学习扶阳医学，我在诊疗疾病的过程当中，疗效得到了显著提高。不再像以前一样，见症治症，不辨阴阳。现在是有章法，有次第地去治疗，纵观全局，亦会在反复地治疗当中，在中焦上用力。

比如说，肺和肝的纤维化、银屑病、肾病综合征、癌症、糖尿病、抑郁症等原来想都不敢想治疗的病，现在都有非常好的疗效。前两天出门打车，碰到司机师傅，说用了我的药后一年多没有身体上的不适，效果非常好，下车的时候还非不收钱，这让我真的很欣慰。还有小孩反复感冒、扁桃体发炎，需要输液、吊水的那种，用了扶阳药感冒次数减少了。平常感冒的话用点解表健中的药，感冒很快就好了。一个个案例验证了郑卢扶阳医学提倡的自然变化规律，和天人合一指导下的五脏六腑辨证，复常到本然的状态。

下面我就这两个案例汇报一下学习扶阳医学的成果。

案例 1. 扁平疣

刘某，女，35 岁，2014 年 9 月 24 日初诊。这个女孩非常漂亮，当时长了满脸的扁平疣，她非常焦虑，失眠、多梦，动则汗出，纳差，口干，严重时没有食欲，大便秘结，舌苔黄腻，脉象显示的是双关脉湿滞，双侧的脉就是有点浮、略紧，肝脉滞，气滞湿滞都有，肾脉稍微有点弱。要是以前见到这样症状的话，寒药就用上了。但是现在学了扶阳之后，我就知道这是阳不归位、虚火上浮、胆胃不降，用点中焦的药，让气机升降自然，她脸部都会好了。给她开了一个方，就是桂枝法的加减，在 117 页的论文上也有，大家可以看一下：桂枝 15g，藿香 15g，朱茯神 15g，苍术 15g，生姜 25g，炙甘草 10g，石菖蒲 20g，厚朴 15g，青皮 8g，法半夏 15g，砂仁 15g，炒小茴香 15g，炒麦芽 15g，5 付，水煎服。

这里面有两个用药的要点。当肺脉紧和尺弱的时候，表明肺气不足，用砂仁合用去肺寒的药品，升肺气，用厚朴来降阳明。患者有失眠多梦，用朱茯神镇心神，利心包积水。当时用了 15g 的桂枝，是桂枝法；藿香、朱茯神、砂仁、厚朴、法半夏降中；青皮舒肝气；我主要是用卢太师的药解，藿香能内能外，能健脾胃，外通皮毛，上通鼻窍，下出魄门，与厚朴和法半夏并用，凡是胸膈不开引起浊气上冲、头目昏沉的话，都可以用这几味药，屡屡起效。达分清别浊，上下清澈，邪去正安。对这几味药我颇有感情，因为今人喜食肥甘厚味，很少有人三焦网膜相通相应，皆浊气，雾霾弥漫。法夏降逆于下，厚朴引归大肠，有降有出，朱茯神行利浊水，失眠遂解。青皮和小茴香引肝木升发于上，上下通达，土木共荣，道路畅通无阻，月信自然至。

5天后复诊，面部皮肤润泽，扁平疣全无，月经至。用这样的方法，治面部痤疮、湿疹效果都非常好，大家不妨试一下。

案例2.牛皮癣

宁某，男，55岁，是一位企业家。他浑身上下长牛皮癣20多年，晚上奇痒难忍。他的司机说他有想撞墙的感觉，精神非常差。当时他的食欲也不好，舌苔非常白、干，整个脉都是沉细的，肾脉很弱，双关脉湿滞。综合分析，思虑太过伤脾，肝郁久不藏血，血虚生风、阳不归位、离火不降、心肾不焦，百病丛生。当时服了7种西药，有降压药、治心脏的药，还有止痒的药。虽然皮肤病病在皮肤上，其实在心，因为心是五脏六腑之主，加上心情的抑郁，湿浊内蕴，日久发于皮肤，导致久久难停。

一诊的处方是藿香法。

二诊的第一个处方也是藿香法，用了以后病人感觉非常好，睡眠也好了，口干、精神也好了。

二诊的第二个处方就改成桂附法：附子60g，苍术15g，桂枝30g，生姜35g，炙甘草10g，白芷15g，当归15g，花椒3g，雄黄6g，5付。附子温肾生气，桂枝化气显阳，雄黄和白芷化水中之毒。瘙痒渐减，当归润木息风，养肝血，花椒是化毒消瘀，生姜于心肾通达于二火，火伏而水暖，水暖而精流，精流而气通，气冲而使神安。

三诊的时候瘙痒减轻，晚上能休息好。三诊加上透表的天麻，润木、镇风，镇内风通外风，通阳明之路，镇定阴阳使邪不能再侵，邪去而正安，能休息、吃饭，痛苦减少。

四诊时我加了一味密蒙花，专清肝经之虚热，以肝经气血通畅，上清而下润。

五诊是3月31日，血压基本正常，我让他把降压药全部停掉，当时他

我的扶阳之路心悟

173

不敢停，因为有心里依赖。我说没问题，他还偷偷用了几天。五诊的时候睡眠好了，但下肢肿，胸闷。我就给了一个附子的君养生法，加了10根韭菜，我也非常喜欢用韭菜。韭菜通调肝肺，上下内外气血源源不息、扫清肌肉的浊垢，让三焦通达。

六诊还是健中立中，当时双关脉都滞，又开始有点痒，还是中焦不通。加了一味上安桂温血生精，肝脾得理，命门之火旺则生脾土。

整个过程反复治疗了5个月共14诊，现在病人皮肤病完全治愈，而且前面血压高也好了，所用的7种药全部停掉了，现在能吃能睡，精神状态好，中间做了一个肝肾功能检查所有指标都正常。

这两个医案充分说明，郑卢扶阳医学在临床上有可靠的疗效。它的奥秘就在于它不是治病，而是使人的阳气恢复正常的状态，让人五脏恢复到本能，各司其职，很多病就能自我疗愈，功能正常。当病人左手的肾脉至骨，是沉下来的，有缓象，说明坎中一阳起来了。当左手的寸关尺都在一条线上的时候，就达了到心肾相交、坎离互济的状态。几乎所有的疾病都可以用这样的方法来治愈，这个就是郑卢医学学术观念和思想的独到之处。

上面的处方大体上可以分为重要的三个阶段，第一是祛邪开表为主；第二是扶正去邪，健中理中；第三是养血益肾填津，收功为主。像这样的顽固性疾病，必须要向患者交代清楚，治疗时间比较长，这个要跟患者沟通好。

现在我总结一下，现在治疗病不像以前见症治症，见热就清热解毒，常用些寒性的克伐脾胃的药，不辨阴阳，隐有后患，且效果寥寥。现在有次第、有章法地去治疗，纵观全局，比较自信。随着门诊量的增加，现在压力很大，每治疗一例都要非常小心维护先天之阳，反复思考，尽量做到不误人不误病。

刚入宝殿之门的我，要继续努力熟读经典，用好经典，打好基础。刚才我用卢太师的药解，虽然我们没有前辈的内证之功，但他对药物的性味和药的幽微之向了了于心，如果我们不断顺着这样的脉络慢慢地体验感知，形成一种模式和习惯的话，一定会从量变到质变，终究从渐悟到顿悟。不尽其病，但见病之源已足以。所以提高修为，参悟契机，见微知著，锻炼自己的洞察力和观察力，达到从心所欲而不逾矩，才能把握天地人合一的宇宙观。

我的汇报到此结束，谢谢大家！

孙洁：（主持人）闫老师她是在脉法药上面用功夫，大家可以在私下继续交流。谢谢闫文静医生！

扶阳论坛 ⑦

我的扶阳之路心悟

174

盘古开天地与扶阳中医学

李庭坤

（2015 年 11 月 15 日下午）

《盘古开天地》诗一首
日出天地亮，盘古乃朝阳。
轨道生无极，循环返东方。

　　盘古，通磐鼓，特指用石鼓制作的日晷，伏羲的一画开天和磐鼓开天地都是古代天官测天的术语，一画如何开天？其实是天开了，就能看到一。这个一是日晷上测时令的圭表投影。旭日初升，阳光照在表杆上，日晷的盘面出现一条黑色的投影，表杆和投影形成直角三角形，斜边是虚线，是阳光，称为"弦"。"弦"通"玄"，这条投影夏至最短，一尺六寸，冬至投影最长，一丈三尺五寸，长短投影都称一，也就是玄一，这根"玄"是太阳画出来的，太极阴阳图也是太阳画出来的，东升西降是永恒不变的。太阳匀速移动旋转 360°形成白天、黑夜这幅天然太极图，如果太阳从西边掉头沿路返回东方，就没有有阴阳太极图。

　　日出，太极动而生阳；日落，太极静而生阴。太阳的升降产生阴阳，一阴一阳之谓道。道在何方？道在太阳移动的路上，它移动的轨迹是看不见的，称"无极"。这条被称作无极的天路就是道。《老子》第二十五章，就是解释为什么命名太阳移动的天路为道："有物混成，先天地生。寂兮寥兮，独立而不改，周行而不殆，可以为天地母。吾不知其名，强字之曰'道'。"翻译成白话文：有一个混成一团的圆鼓鼓的物体，比天地还要早诞生。辽阔的天空，只有一个太阳，永远不会改变，东南西北日夜闪光移动，一秒不停，不必加油，不用充电，真正的自强不息，万物生长靠阳光，太阳可以为天下母。我（老子）也不知道太阳的名字，勉强称呼它为"道"吧。

　　"道不可须臾离也"，离了就是混沌。太阳会出轨吗？玛雅人预言的世界末日，就是日落西山，红日不再东升，从此消失了，天地万物立刻被冻

175

僵，颜色、方向、时间、空间统统消失，回到开天辟地前的混沌。

老子的"道""太阳""阳光""一"，经常是互通的，太阳运行的轨道虽然看不见，摸不着，但它是日夜存在的。朝阳升起，古代的天官就知道太阳没有出轨，还在道上巡天，轨道上的太阳一边移动一边闪闪发光，阳光照在日晷的表杆上，就能看到一。所以，老子的"道""太阳""阳光""一"是可以互通的。"上善若水，水善利万物而不争，处众人之所恶，故几于道"，意思是阳光对人类的贡献排第一位，水排第二位，故水和阳光（道）相差无几，"天得一以清，侯王得一以为天下正"，天得到阳光就亮了，侯王掌握阳光的变化，就可以根据节令制定农业政策，指导天下百姓耕作。

中华文化就是太阳文化，《周易》《道德经》《伤寒论》崇尚太阳、赞美阳光的思想与盘古开天地是一脉相承的，太阳文化的核心是阴阳太极图，一天二十四小时是一幅天然阴阳太极图，一年二十四节令也是一幅天然的阴阳太极图。《周易》的乾卦，讲的就是春夏秋冬四季的天象。"潜龙勿用"，是冬季的天象，天寒地冻没有雷电；"见龙在田"，是春分的天象，春雨连绵，惊蛰响雷；"飞龙在天"，是夏至的天象，狂风暴雨，电闪雷鸣；"亢龙有悔"，是秋分的天象，秋风叶落，雷电隐退。乾卦的"龙"就是闪电。繁体字的"龍"，左边上部为立，下部是月，右边是一条扭动身体的蛇形长虫。甲骨文的"龙"字，就是立月虫动的意思，惊蛰季节电闪雷鸣，闪电是龙的形状，雷响是龙的声音。

"不知易不足以言大医"，"医易同源"，同在哪儿？同在阳光。阳光产生春夏秋冬不同的气温，同样的高烧无汗，夏季会考虑用麻黄汤，因为脉浮弦：冬季会用到四逆汤，因为脉不浮反沉。

最典型的是时令瘟疫，2003年的非典，2002年12月冬至发生第一例，到2003年夏至就自然消失，因为非典病毒在26℃的高温就不能存活，病毒在0～25℃才凶险无比。国医大师邓铁涛用中药治疗非典，没有一例死亡。2003年非典期间，广州民间中医周老让疑似非典病人在家烧火盆，烧艾条，令呼吸的气温升高，疑似非典病人不药而愈。与非典相反，非洲刚果的埃博拉病毒，一般在立夏之后才会发现第一例患者，冬至之后自动消失。原因是这个病毒在26℃以下的气温无法存活，26℃以上的气温病毒才凶猛，把埃博拉病人转移到低温的环境，埃博拉病毒就不可怕了。让病人吃冰棍或进入空调房，理论上可治疗埃博拉，可以说冷空气是埃博拉病毒的煞星，天然的疫苗。世卫组织认为是黑猩猩传染埃博拉给了人类，导致疫情爆发，传统中医认为，活的动物都不会产生病毒，但动物（包括人类）的尸体会产生病毒（病毒从尸体中产生，在适合的气候温度下造成时令瘟疫）。

卢崇汉老师在汶川大地震的时候，预感到地下埋藏了许多尸体（动物和人的尸体），容易发生瘟疫，他公开了一付预防瘟疫的药方：

桂枝 15g	苍术 15g	法半夏 20g	白芷 15g
广藿香 15g	石菖蒲 20g	陈皮 15g	白蔻仁 12g
茯苓 15g	炙甘草 5g	生姜 20g	

水煎，一日分 3 次服用

当年参加抗震救灾的战士，许多人出现了有恶心、呕吐、吃不下饭的症状，服用这个中药汤后，迅速康复。此方是经过实践检验的防治瘟疫的良方，有病治病，无病预防。适合男女老少（小孩药量减半），每天一剂，连服五剂。

卢崇汉老师的桂枝法和四逆法，可以防治一切时令瘟疫，前两天我跟卢崇汉先生说，《扶阳讲记》我读了不下百遍，每一次重读，都十分震撼，就像刘力红先生说的，太珍贵了！卢崇汉先生明确提出了"扶阳"这样一个理念，把繁杂的中医简单化了，使得扶阳这样一个法脉变得有法可依、有章可循、有作可操，让成千上万的扶阳论坛学员和读者终身受益，造福广大的患者。借此机会，我要感恩卢崇汉先生、刘力红先生，他们两位是扶阳中医学派的恩人，是苍生大医。

盘古开天地与扶阳中医学

王氏热透灸

王延峰

（2015 年 11 月 15 日下午）

孙永章（主持人）：下面我们请安徽省阜阳东方针灸医院王院长介绍一下王氏热透灸的研究，大家欢迎！

王延峰：尊敬的各位老师、同学，下午好！

我从医近 30 年来，主要以化脓灸治疗为主，由于在灸的过程中疼痛难忍，化脓、留瘢痕。我整天就在想：有没有方法可以代替化脓灸，能不能加大悬灸的剂量来代替化脓灸，同时又不痛，不流脓，不留瘢痕呢？男女老少都能接受呢？

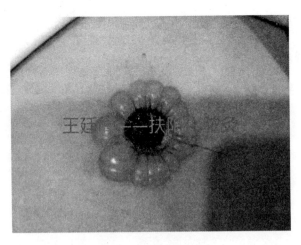

图 8　扶阳化脓灸

178

一、什么是王氏热透灸

我们在雷火神针的基础上，从 2013 年开始，经过 2 年多的实验，耗资 5 吨之多的艾绒，终于研发出王氏热透灸。

王氏热透灸是指通过充足的灸量，透达至身体深部组织，起到疏通经络，调和气血作用的一种施灸方法。

二、王氏热透灸的七大特点

1. 重阳重土思想。

2. 灸药结合，特殊配方药艾条直径4cm，长10.5cm，单根燃烧3个小时许，多根并用（3～16根）燃烧温度高达551℃——艾灸界的霹雳手段。

3. 无需人工手拿、智能化施灸（有专用灸器）。

4. 无烟、无味、无需接外管（艾烟艾味焦油净化器）。

5. 充足灸量，大面积、短时间、近距离、高温度、药力峻、强渗透、立即有灸感（透肉、透筋、透骨）。

6. 无痛、不留瘢痕，大众易于接受。

7. 高效，可达到重化脓灸的疗效——攻克疑难杂病势如摧枯拉朽，充分展现古灸大法四两拨千斤的太极功力。

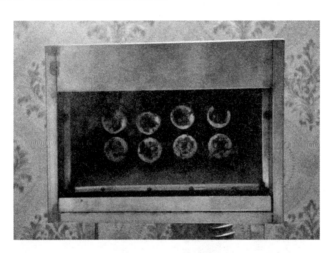

图9　王氏热透灸

著名火神派医家及研究学者傅文录先生评价热透灸说："崇古创新，道理深奥，方法简单，疗效独到，真乃大道至简，普及推广这一疗法，必将造福华夏子孙和世界苍生。"

三、王氏热透灸的功效

温补督阳，强壮真元，实施热透灸操作治疗后，患者会感觉有舒适感、胀痛感、沉重感、痒感、蚁行感、水流感、肠鸣热感等呈线装带状向组织深部或远端透达和传导，施灸部位出现潮红、汗出、红白相间的花斑或全身微微出汗。大道至简，《黄帝内经》曰："善治者治皮毛。"当代"中医脊

梁"李可老先生言："见表治表永无期。"这种灸法上如中医常说一句话"开
鬼门，洁净府"，肺与大肠相表里，给邪出路，又称"开门逐寇"。灸药强
大的功力迅速打通人体任督二脉小周天，畅通气机，形成气化周天圆运动
良性循环。

四、艾烟味焦油净化器

王氏热透灸的理论依据是在古代艾灸理论的基础上继承与发扬。特别
提一下，王氏热透灸专用净烟味焦油净化器，看问题要一分为二，艾烟是
好东西，但真的是无烟不成艾吗？当灸量增大时，灸时的烟很大，这个时
候应该净化，我们的设计既能解决艾烟味，又能解决艾灸时燃烧形成的焦
油，且净化器无需清洗，使用方便。

这就是一个专门为热透灸设计的工具。它能解决有害的烟雾和消除气
味，对于人体的刺激几乎为零，对环境无污染。这是一个正在点燃的艾草，
其优点是：可以聚热，不易扩散，渗透力强，增加治疗效果，不用人工，
方便操作，安全舒适。

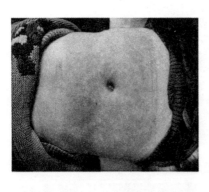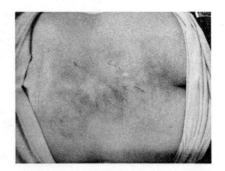
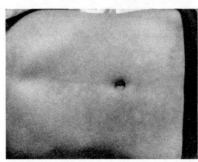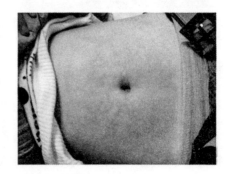

图 10　灸后皮肤反应

我们可以观察灸过的照片，胳膊上灸的照片。白白红红的，白的是毛细血管没通畅，红的已经通畅了。比如说这个人是颈椎病，我们帮她灸一灸就可以好很多。肚子上会出现一块一块的白斑和红斑。灸的时候病人会出现搏动感，肌肉跳动，局部有舒适感、胀痛感、痒感，在原来的基础上会有红白不均匀的花斑出现，这个是疏通角落和调节体质的反应。

由于时间关系，注意事项就不再赘述了。

透灸的部位：头部、面部、胸部、颈部、腰部、四肢。

在此呢就是给大家提供一个思路，因为化脓灸有人感觉太痛苦了，要化脓。而王氏热透灸这个方法就有改进了，不痛也不化脓，患者比较容易接受，也有可靠的疗效，谢谢大家！

孙永章（主持人）：王院长是专门研究灸法的，他自己在安徽有一个专门的中医针灸医院，他也专门研究过化脓灸。王院长在长期的临床过程当中发现，现代人对化脓灸留下一条疤痕还是比较抗拒的，经过改良以后，他发明了王氏热透灸，在疑难疾病起到了很好的治疗作用。

在扶阳论坛上，除了我们的内服药，外治法也是刘力红老师一直倡导的。现在社会上有很多的灸疗馆，专门做艾灸，希望大家回去研究一下。我记得上次我们在安徽的扶阳论坛上，邓总也介绍了他的灸法，现在有300多家联盟店，这也是我们中医扶阳的重要手段。

让我们以热烈的掌声感谢王院长的介绍！

闭幕式节选——医者的初心

（2015 年 11 月 15 日下午）

孙永章：下面我们举行闭幕式，首先邀请我们大会的执行主席刘力红老师给大家做一个报告和总结。大家鼓掌欢迎！

刘力红：尊敬的各位同道，以及对历届扶阳论坛给予帮助和支持的各位朋友，大家下午好！上午我讲到扶阳论坛已经到了第七届，而对照一下今天的日历，我觉得从哪个方面都彰显了这个"七"，因此是很特别的日子。本来这个总结应该由孙主任来做，既然孙主任要我多说几句，那我就再谈一点感想。

我首先想说的是感谢和感恩，扶阳论坛走到今天，举办到第七届，经历了很多的事。在当今这个相对浮躁的年代里，我们能够看到这样一个庄严的会场，有这么多人安静地在这里学习，这本身就是一件非常不容易的事情。现在已经是论坛闭幕的倒计时，我们仍然能够看到这么多的朋友坐在这里，没有提前走，而且还是一样的安静，就凭这一点，我想中医就会有希望。我既为此而感动，也在此真诚地祝福大家、感谢大家！

第一届的扶阳论坛是在广西南宁举办，那个时候是 2007 年。我是 2005 年的暑假第一次跟卢师会面，2006 年 1 月拜师，拜师之后就有很多发自内心的感动。我自己也是一个很用心、很用功的人，这么多年来一直在探索、追求，而且也还有名师的指点，但在中医修学的路上却仍不免困惑，尤其是遇到某些临床上的问题，有些时候真是手足无措。当能够有机会亲近到这样一个法脉，有机会亲近卢师之后，很多困惑便涣然冰释了。虽然现在仍然还有困惑，但与从前相比，已然笃定多了。所以我就想到，这么好的一门医学，为什么不让更多的人来学习，让更多的人知道呢？甚至我认为，这样一门医学能够解救当今中医的燃眉之急。从那个时候起，我就给师父做工作，大家知道卢铸之先生是在 1908 年开始创办扶阳讲坛，到 2007 年刚好是 100 年，总要做点什么以资纪念吧。有了这个理由，最后师父就同意了，于是就有了第一届的扶阳论坛。

第一届扶阳论坛的时候，我记得刘平副主任亲临现场，当时论坛既热烈又安静的气场似乎也感染了刘主任，于是他提出来扶阳论坛是不是可以跟学会一起来办。当时的第一届扶阳论坛是"泛中医论坛·思考中医"下面的一个分论坛，由我们广西中医学院的经研所承办，实际上就是我的一帮研究生在办。大家都没有办会经验，一个论坛可以说已把他们搞得手忙脚乱了。所以刘主任一提出来，我便答应了，在我心里谁办论坛不重要，重要的是能让更多的人认识钦安卢氏，认识卢师，以使我们的中医之路少一些弯折。因为刘主任的这个因缘，论坛转到学会手上来主办，到现在已经六届了。

虽然说学会办会是熟门熟路，但是我相信这个过程仍然充满艰难，仍然需要很多的担当，在此我特别想表达内心的感激，感谢学会这些年来对扶阳论坛倾注的心血。特别感谢孙主任，这个论坛是他在负责，能够把大家召集起来，把资讯送到各位同仁的手上，这都要倾注很大的心血。我有一位大学的同班同学，除了第一届扶阳论坛是我们自己办的，他因为不知道而没有参加，后面的六届他都参加了。所以，像中华中医药学会这样的平台，对于中医人还是非常重要的。为什么后来六届的论坛他一届也没缺，因为每一次参加都有很大的收获。我这位同学现在已是桂林市的名医，要挂号看他也是一件不容易的事。应该说通过参加论坛而收获满满的同仁还有很多，我想这都与学会这些年来的付出分不开。

当然我们更要感谢的是卢师，不管我们怎么看卢师，我很清楚对于卢师可能会有各种各样的看法。但我想跟大家说的是，无论我们有任何的看法，扶阳论坛能够走到今天，以及《扶阳讲记》和历届《扶阳论坛》的出版，都倾注了卢师的大量心血，在这个过程中所宣说出来的这些教言，是对得起大家的，甚至我觉得也是对得起这个时代和中医的。在这里我想再强调一下前天讲的，希望各位同仁能够以温故知新的态度去认识历届的扶阳论坛，尤其是反复研读《扶阳论坛》中卢师讲的这些东西，一旦把理吃透了，我们一定就会有不一样的感受。

大家可能不太清楚，其实卢师现在出一次门是很不容易的，且不说诊务要耽搁，很多病人就晾在那里了。更实际的是卢师睡觉认床，换一个住处得好几天适应，而往往卢师的报告都在到后的第二天上午，所以参加论坛对他来说是一件很辛苦的事。我那天下午跟大家分享的时候，卢师人虽然坐在那里，但我知道他的眼是睁不开的，很难聚精会神地听我汇报。每次的扶阳论坛虽说是我跟各位同仁的学习分享，但更是我向师父深度汇报的一次机会。如果我的感悟有问题，那师父一定会给我指出来，我又获得了一次认识自己不足的机会；如果师父点头了，那说明自己的学问见解在过去的一年里又上了一个台阶。所以，论坛分享的这个机会我是很看重的。昨天我总算找到一个空档，把我分享的要点又向师父重复了一遍，师父算是点头认可了。可以说从理上而言，所有的东西都全盘托出了，有了这些东西要成就一番学问已然足矣。只是我们如何真正地做到心开意解，这倒不是一件容易的事情，所以我们一定要有沉潜的功夫，不要稍稍有一些感悟就坐不住了，就要以师自居，这要自误误人的。

其实到我们真正心开意解的时候，你一定会充满感恩，你反而不愿意为师了。各位从事中医和喜爱中医的同仁们，希望我们一起为中医的继承，为中医道统不在这个时代流失和淹没，尽一些本分和力量。这就需要我们很严肃地去认识医道，尽量避免道听途说的事情。这些年来，有很多的老师都在论坛上跟大家分享，甚至有个别老师已经离开了我们，像倪海夏老师，我觉得论坛应该记住这样的老师，应该深深地感恩和怀念。我作为论坛的一个发起人，除了表达对每一位演讲老师的感激外，还想表达对每一位来参会的同仁们的感谢，你们倾注了心血，你们也得到了收获，谢谢你们！

医这门学问，需要用一个老实恳切的心去学习。为什么在历届扶阳论坛上都要强调在理上的透彻？就扶阳的这门学问而言，因为我们大多数人都没有跟师的条件，没有办法在临证上亲身感受师父如何处方，如何用药，如何进退。那我们的临床怎么去提升呢？我们就靠在讲台上讲的这一点点就去套用，那一定是不够的，你会觉得用着用着就不灵了，最后就会有很多的失望。那这个问题怎么解决呢？我觉得唯一的方法是多在理上用功，中国文化讲求理事不二，理事如一，事上的不足（比如跟师临证），我们可以通过理来补，这也是我跟随第一位师父李阳波先生的收获之一。理上透彻之后，我们在临证上的欠缺就会慢慢补回来。临证上行了，我们要知道为什么行；不行，也知道为什么不行。这样我们就能成为一个明白的医生，这样我们就能够做主了。真正的阳主是自己能够做主，这就需要老实恳切的态度。

医是一个很特殊的行业，大家不要看错了这个行业，为什么说是很特殊的行业呢？因为操持这个行业，除了能实现像其他行业一样养家糊口的作用外，它还可以让你的生命全面提升。今天冯师讲到了生命的三个属性，即自然的生命、社会的生命和精神的生命，而这几个生命完全是可以合一的。医真正做好了，你不用再去找一个什么学问去成就和丰富你的生命。如果我们的职业落在证券公司，要想提升和丰富我们的生命，可能还得找另外一门专门的学问去修学。但医不需要这样，只要做好了医，你生命的提升是全体的。因为上天规定了这个行业的属性，如果从行业的角度看，医可以说是一个最扶阳的行业。你只要认真地对待每一位病人，一心一意地想治好他，无论最后的结果怎么样，你都在做一件善事，你都是在扶危济困，所以医者一定要守好自己的本分。

　　我一再讲，虽然我们处在商业的时代，但是作为医者是不能一味追求经济收益的。清代著名医家徐大椿先生讲过，医这个职业是不能用来谋衣食的。自古流传这样一句话："地狱门前僧道多。"为什么地狱门前会僧道多呢？佛门常讲："施主一粒米，大如须弥山；今生不了道，披毛戴角还。"虽然说出家不能作为一个行业看，但是这个群体的目标很明确，就是要了道，就是要度众生。如果能够了道，能够度众生，那么受十方的供养都是没问题的。如其不然，即便是一粒米都是难以消受的。以我此刻的心境，对于上述这句话是颇有感慨的，我觉得这句话在今天要改一改，或者增加一点内容，要把医生和教师加进去。为什么呢？因为医生和教师这两个职业老天注定了你要干什么，你必须从善如流，你不能用你的长项去谋衣食。当然，只要你的医生做好了，你的教师做好了，吃穿是绝对不用愁的，老天不会亏待你。可你若是为了钱财去做医，那对不起，老天也一样会"关照"你的。今天上午冯师讲了，什么是阳？善为阳，公为阳。什么是阴？私为阴，恶为阴。我们可以从另外一个角度，从社会的角度去理解"人生立命在于以火立极，治病立法在于以火消阴"。这其实是最大的，也是最根本意义的扶阳。作为医者尤其要警惕这一点，要看重这一点，否则我们辛苦了一辈子，最后得到什么呢？从职业的角度来说，老师和医师都是圆满的职业，而其他很多职业都多少带有缺陷。如果我们能从这样的角度去理解我们的行业，我们就会倍感珍惜。

　　钦安卢氏医学经由卢门三代的凝炼，到了卢师这里归结为桂枝、四逆二法，可大家不要以为扶阳就是用这二法，往往越简的东西也就越深。深是深在哪里呢？深就深在它的根在《周易》，在《黄帝内经》。只有在根上弄明了，才能用好这个简。而在用上，钦安卢氏的东西又完全出自仲景、出自六经，这个来龙去脉没有搞清楚，我们怎么去驾驭桂枝、四逆二法？根本没法驾驭！驾驭不了，便会在量上去追求，这是不可取的。扶阳绝不是一上来就用附子，更不是比谁的附子用得多，若是这样，那就不叫中医了。中医无论哪个门派，辨证施治都是必须遵循的原则。我跟随师父这么长的时间，尤其是去年一整年，这个感受特别深刻，师父临证从未离开过六经，从未离开过辨证，该不该用附子，甚至该用什么姜，这都是由病人的具体情况来决定，由辨证的结论来决定，绝不是你想用就用，想用多少就用多少。比如说太阳表证还在，有脉浮，有恶寒，这个时候能用附子吗？附子的作用在于归根纳下，如果表层的障碍都没有拿掉，附子怎么可能起到归根纳下的作用？但是这时附子你又吃下去了，那它在起什么作用呢？倘若流通了它会很自然地归根纳下，如果没有流通，这股能量依然要发挥作用，但就恐怕不是我们想象的作用了。《素问·至真要大论》所说的"久而气增，物化之常，气增而久，天之由也"很值得我们思考，师父讲到的那12个案例，其实就是"气增而久"的真实写照。

基于上述的缘由，我习惯在钦安卢氏前加上仲景，这样传承的脉络就清晰了，我们也就知道要想学好钦安卢氏，要想学好扶阳，必须从哪处下手。有关仲景的学问，钦安先生在《医理真传》中点得十分明了："学者欲入精微，即在仲景六经提纲病情方法上探求，不必他书上追索。"从前读到这一句的时候，总觉得先生是不是武断了些，提纲病情就那么一点点，如何就能将学人导入精微之处呢？可现在我不这样认为了，确实感到六经的提纲病情就如中医人的眼目，只要将它探究清楚了，临证上的一切问题就能看得明明白白，这个时候我们才能很好地驾驭桂枝、四逆二法。

我觉得学中医要有一个长远心，虽然我们处在一个快捷的时代，什么事都希望吹糠见米，但是学医不一样，你必须有长远心。大家想想，当你生了病，当你的家人生了病，你希望找一个什么样的医生？你一定不想找一个毛躁不踏实的医生。如果没有长远心，我们学医的时候一定是学急躁的医、皮毛的医，那我们就很难见到医的真髓。所以作为医者，我们一定要有长远心，一定要"先发大慈恻隐之心，誓愿普救含灵之苦"。如果我们能够具足这样的发心，你一定会遇到好的因缘。你不用去求，你不用去东奔西跑，好因缘会自动来找你。在我的经历中，尤其是在成都读硕士、在南京读博士的时候，那个时候我是到处在找，甚至到深山老林里面，到没有人烟的地方，就想找到明师。长期以来，我的夫人都是忐忑不安，生怕哪一次出去就不回来了。那个时候，我的内心总是向外在寻求，直到这些年，这颗心才算安定下来，知道向外求是没有路子的。作为医者，我们只要按照圣人的教导，真实地守住医的本分，不带任何功利心地对待每一位病人，真心地希望每一位病人获得疗愈，剩下的事情往往都会自然而然地发生。

孙永章：刚才大会执行主席刘力红老师语重心长地跟大家分享了他对扶阳论坛的深刻认识，我们由此可以看到他的追求，他的学问，他的为人。我觉得这个分享对我们每一个人来讲都是非常受益的。他首先提到2007年举办第一届扶阳论坛，一直到我们今天第七届的顺利举办，得到了各界的大力支持。今天在第七届扶阳论坛上，作为本次大会的主办单位之一，特别感谢主席台上坐着的这两位企业家，没有他们的支持，举办扶阳论坛是举步维艰的。因为这个困难我们跟刘力红老师诉过苦，也跟中华中医药学会副会长兼秘书长诉过苦，如果没有企业的支持，没有各地承办单位的支持，没有国家项目的支持，靠收这点代表费、会议费，是远远不够举办这样一个庞大的会议的。

前几年刘力红老师就考虑把扶阳论坛开到广州来，因为广州是我们当代全国几十个省的中医热土，是中医大省，我们一直想有机缘把扶阳论坛开到广州。今天终于在我们广州中医药大学、广东省中医院、广东省发展中医药事业基金会以及广州永泉医疗器械公司这些单位的支持下，大会顺利召开了。

首先，我代表主办单位，也代表我们在座的每一位代表，感谢给予我们这次大会支持的各位专家和企业家。下面我介绍一下参加我们这次大会闭幕式的另外两位专家，一位是广东省发展中医药事业基金会秘书长、广州中医药大学基础医学院副院长、国家中医药管理与学术流派传承推广基地副主任贺振泉教授；后一位就是我们本次大会的支持者，最大的承担者，广东永泉医疗科技有限公司的董事长。有他们两位的大力支持，扶阳论坛顺利召开并圆满完成了各项大会的议程。让我们以热烈的掌声欢迎贺振泉介绍一下我们这次大会另外一个机缘，就是"大健康中国行"活动的开展。我们这次的论坛实际上是融入这样大的活动当中，才得以顺利举办的。

贺振泉：谢谢刘教授，谢谢孙主任，也谢谢在座的各位，让我通过这样一个机会跟大家做一汇报。刚刚孙主任介绍了我的身份，一个是广东省发展中医药事业基金会副秘书长，一个是广州中医药大学基础医学院的副院长，还有一个是国家中医药管理局中医学术流派传承推广基地办公室的副主任，应该说我对刘教授非常崇拜，也是他的粉丝。但是我跟刘教授的结缘可能不是因为老乡，而是因为扶阳。刚刚刘教授讲的话让我非常的感动，我向大家道个歉，虽然这个会议具体的承办我参加了很多具体的事务，但是我大会前一天晚上有事离开，今天是第一次来，非常抱歉。

因为我还有另外的工作，一个是"大健康中国行"的活动，另外一个就是国家中医药管理局中医学术流派的会议，我们要做中医学术流派大会。昨天也承蒙刘教授过去做了指导，我们正好是工作会议，我们64家流派，来了58家，基本上全部到齐了。昨天刘教授讲话真是掷地有声。因为中医立法草案上没有流派两个字眼，"十三五"规划也没有流派两个字眼，什么原因我们不去细究。但是刘教授讲过一句话，流派是中医学术发展的命脉，没有流派还有中医吗？没有像扶阳这样的流派怎么会有中医，确确实实是这样的，所以我非常感动。

为什么这三个会要一起做呢？中医不是不好，而是很多好的东西还没有被看到。我们为什么要搞"大健康中国行"，最主要就是为了宣传中医药。我刚才就是从一个企业赶过来的，他们搞了一个社区健康的服务模式，他说从韩国、日本引进最新的健康模式，我只问了一句话，有没有中医？没有。没有中医这个能不能做好？所以我们说再困难，也要通过我们的途径去宣传中医药。就像刘教授说的，我们中医是真正的仁心仁术，我非常赞同这个观念。中医药就是最大的公益行为。我为什么要做基金会，这个基金会是邓老牵头成立的，我们只是用他的平台来运作推广中医药。所以我也希望在座的各位有识之士来支持这个事情。我们接下来有很多活动，也有QQ群和微信群，到时候我们利用"大健康中国行"这个平台，真正把中医药跟我们的健康产业发展结合在一起，我的讲话结束了。谢谢！

孙永章：为了感谢本次大会的主办单位和承办单位的支持，有请我们大会执行主席刘力红老师为他们两个单位赠送黄道大师设计的中华始祖伏羲雕像，为他们鼓掌！

到现在为止，第七届扶阳论坛暨第四届国际扶阳论坛日程到此圆满结束。我代表中华中药学会感谢各主办单位、承办单位以及参加大会的各位专家和代表，谢谢！第七届扶阳论坛暨第四届国际扶阳论坛顺利闭幕！